歯科衛生士臨床のための
Quint Study Club

プロフェッショナルケア編 ②

6日間で極める！
磨ける・伝わる ブラッシング指導

橘田　康子
山本　静
磯崎　亜希子
世川　晶子
渡部　亜記
野中　哲雄

クインテッセンス出版株式会社　2012

Tokyo, Berlin, Chicago, London, Paris, Barcelona, Istanbul, Milano, São Paulo, Moscow, Prague, Warsaw, Delhi, Beijing, Bukarest, and Singapore

はじめに

　歯科衛生士としてうれしさややりがいを感じるのは、どんなときでしょう。人それぞれ、いろいろな喜びがあると思いますが、何といってもうれしいのは、患者さんとのかかわりのなかで患者さんが少しずつよくなっていき、そのことを一緒に喜びあうことではないでしょうか。

　ブラッシング指導にはそんなうれしい場面に出会えるチャンスがとてもたくさんあります。それなのに、『ブラッシング指導が苦手』という歯科衛生士の声もまだまだ耳にします。とてももったいないと思います。

　ブラッシングによるプラークコントロールには、う蝕予防をしたり歯周病を改善したりする力がありますが、実はそれだけではありません。患者さんが『自分の力で自分を治した』というとても貴重な経験ができるという大きな力があるのです。さらに、『自分で治した』という経験をきっかけとして、それまで『悪くなれば病院に行き治してもらえばいい』と受け身だった患者さんが少しずつ変化していき、『自分の健康は自分で守る』という積極的な姿勢を持つようになることも少なくありません。ブラッシングは、とてつもないパワーを秘めているといえるでしょう。

　歯科衛生士は、ブラッシング指導を通じて、歯肉のわずかな変化はもとより、患者さんの健康感の変化にまで立ち会うことができる職業です。ほんとうにすばらしく、やりがいがあると思いませんか？　そんな歯科衛生士になれる第一歩を、私たちはサポートしたいと心から願っています。

　ぜひ歯ブラシと鏡を手にとって、ご自分のお口のなかを輝かせるとともに、診療の現場で輝く歯科衛生士になってください。一緒に勉強して行きましょう！

橘田康子
山本　静
磯崎亜希子
世川晶子
渡部亜記
野中哲雄

本書を読むにあたって
～なぜ、歯肉縁上のプラークを落とすだけで歯周病が改善するのか～

　本書では歯肉縁上のブラッシングについてお話していますが、歯周治療や歯周病予防に際してのブラッシングならば、歯肉縁下の状態が気になることと思います。でもご安心ください。歯肉縁上のプラークコントロールをすることで、歯肉縁下の状態も変化していくのです。

　なぜ歯肉縁上のプラークを落とすだけで、歯肉縁下の状態が変化するのでしょうか？　ここで、バイオフィルムの生成と歯肉縁上・縁下の細菌に関する研究を紐解いてみましょう。

　口腔内のプラークは、バイオフィルムと呼ばれる数多くの種類の細菌の複合体です。口腔内の約30種類の細菌を調べると、存在する口腔内の環境によって、たとえば『健康な口腔内でも存在しているグループ』、『歯周病の初期に現れてくるグループ』、『重篤な歯周病になったときに顕著に発見されるグループ』などのいくつかのグループに分けることができます。

　歯周病を発症させたり増悪させる細菌のグループは、それだけで特異的に増えることはありません。まず最初は、普段から存在している『歯面（根面）に直接付着することのできるグループの細菌』が歯面（根面）に付着します。それらが十分に増殖すると、『最初のグループが増えたことで、はじめて増殖しやすくなるグループの細菌』が増えてきます。『重篤な歯周病になったときに現れるグループの細菌』の多くは、これらの細菌が増えたあとでやっと現れ、増殖していくことができるようになるようです。つまり、細菌が増殖するためには、それぞれのグループにとっての好環境が整うことが必要なのです。

　以前は歯周病の原因となる細菌は嫌気性であり、歯肉縁上ではあまり生活できないと考えられていましたが、歯肉縁上のプラーク中にも存在することがわかってきました[1]。現在では、歯肉縁下に存在する細菌は、まず歯肉縁上である程度増殖してから歯肉縁下に存在するようになると考えられています（Socranskyらの研究[2]では、歯周病原性を有するとされる菌種の1つであるP.gingivalisが、歯肉縁下に認められない部位の歯肉縁上である程度の割合で認められることから、歯肉縁上の細菌は歯肉縁下からの増殖によるものではなく、むしろ歯肉縁上に生息する歯周病原性細菌が歯肉縁下に供給されることが示唆されています）。さらに、歯肉縁上のプラークをきれいに取り除いていくと、歯肉縁下のこれらの細菌の数を減らすこともわかってきました。ブラッシングによる細菌数の変化は、歯肉縁上のプラークより歯肉縁下のプラークのほうにより大きく表れる[3]ことも明らかになっています。つまり、ブラッシングにより歯肉縁上のプラークを減らしていくだけで、歯周病の状態が改善されていくのです。

　もちろん、歯肉縁上のブラッシングだけをしていれば歯周病がすべて治るわけではありません。しかし、基本は歯肉縁上のプラークコントロールにあると考えています。本書が歯肉縁上のブラッシングにこだわる理由が、おわかりいただけましたでしょうか？

　まずは一緒に、歯肉縁上のブラッシングから取り組んでいきましょう。

参考文献
1. Costerton JW, Lewandowski Z, Caldwell DE, Korber DR, Lappin-Scott HM. Microbial biofilms. Annu Rev Microbiol 1995;49:711-745.
2. Ximénez-Fyvie LA, Haffajee AD, Socransky SS. Microbial composition of supra- and subgingival plaque in subjects with adult periodontitis. J Clin Periodontol 2000;27(10):722-732.
3. Haffajee AD, Smith C, Torresyap G, Thompson M, Guerrero D, Socransky SS. Efficacy of manual and powered toothbrushes (II). Effect on microbiological parameters. J Clin Periodontol 2001;28(10):947-954.
4. 丸森英史. ブラッシングの意味を再考する. 歯界展望　2002;99(1):79-89.

もくじ

はじめに ……………………………………………………………… 3
本書を読むにあたって ～なぜ、歯肉縁上のプラークを落とすだけで
　　　歯周病が改善するのか～ …………………………………… 4
著者（講師）紹介 ……………………………………………………… 11
講義を始める前に ……………………………………………………… 12

The 1st Lecture

1日目　観察力
―自分の口腔内を知ろう― …………………………… 13

１日目スタートその前に……
　　口腔内写真を撮影する習慣をつけよう！ ……………………… 14

自分の口腔内を知ろう！ …………………………………… 15
「歯のかたち・歯肉のかたち・歯肉の色」を観察してみよう……… 15
「歯のかたち」に注目する理由……………………………………… 16
「歯肉のかたち」に注目する理由…………………………………… 17
「歯肉の色」に注目する理由………………………………………… 18
観察結果をまとめてみよう………………………………………… 19

前歯部をじっくり観察してみましょう ………………… 20
観察する歯を選ぼう！……………………………………………… 20
選んだ歯を、いろいろな角度から観察してみよう ……………… 21

赤染めでプラークの観察をしてみよう ………………… 23
選択した歯だけをしっかり赤染めしよう ………………………… 23

赤染め前に、染める対象歯をスケッチしよう ………………………… 24
　　　いよいよ赤染め！　そして観察！　しっかりスケッチ！ ………… 25
　　　自分の気づきをまとめてみよう！ ……………………………………… 26
　　　あなたの記録を残しておこう …………………………………………… 27
　　　参考：赤染めのステップ ………………………………………………… 28

　　　＊　＊　＊

おつかれさまでした！ …………………………………………………………… 30

2日目　磨き力
―毛先磨きの基本を学ぼう― …………………………………………… 31

確実＆効率よくプラークを落とせる磨きかた "毛先磨き"を知ろう！ ………………………………………… 32
　　　毛先磨きの3大原則 ……………………………………………………… 32
　　　原則1　"歯面に直角"とは？ ………………………………………… 33
　　　原則2　"軽い適度な力"とは？ ……………………………………… 35
　　　原則3　"適切なストローク"とは？ ………………………………… 36

毛先磨きの実践！ 自分に最適な毛先磨きを考えてみよう ……… 37
　　　まずは1歯面への毛先の当てかたから練習しよう！ ……………… 37
　　　"適度な力"の加減を体感しよう！ …………………………………… 41
　　　"適切なストローク"を考えよう！ …………………………………… 42

毛先磨きが身についたかどうかLet's Try! ……………………… 43
　　　対象歯のプラークをためてみよう ……………………………………… 43
　　　Let's Try！　毛先磨き ………………………………………………… 44

いつでもできる！ 鉛筆を使った毛先磨きの練習法 ……………… 47

もくじ

まずは見やすいところで直角・力加減・ストロークをチェック！ … 47
歯の曲面をイメージしながら磨いてみよう！ … 48

＊　＊　＊

おつかれさまでした！ … 50

The 3rd Lecture

3日目　応用力
―すべての歯を磨いてみよう― … 51

知っておくと便利！　2つのテクニック … 52

　テクニック1　よく見える鏡の使いかた "置き鏡" … 52
　テクニック2　磨きやすい口づくり "頬のストレッチ" … 53

部位別・毛先磨きの提案①
犬歯（唇側）のブラッシング案 … 54

部位別・毛先磨きの提案②
下顎前歯舌側面のブラッシング案 … 56

部位別・毛先磨きの提案③
上顎前歯口蓋側のブラッシング案 … 58

部位別・毛先磨きの提案④
下顎小臼歯（頬側・舌側）のブラッシング案 … 60

部位別・毛先磨きの提案⑤
下顎大臼歯舌側のブラッシング案 … 61

部位別・毛先磨きの提案⑥
上顎小・大臼歯頬側のブラッシング案 … 62

部位別・毛先磨きの提案⑦
上下顎最後臼歯のブラッシング案 … 63

＊　＊　＊

おつかれさまでした！ … 64

4日目　継続力
—毛先磨きの効果を知ろう— ... 65

**歯科衛生士・渡部
毛先磨きチャレンジの軌跡** ... 66

 毛先磨き導入前の私の口腔内状況 ... 66
 毛先磨き練習前後を比較してみました ... 69
 時系列で見る歯肉の変化 ... 71

   ＊　＊　＊

おつかれさまでした！ ... 73
毛先磨きに適した歯ブラシとは ... 74

5日目　指導力
—臨床での展開方法を学ぼう— ... 75

指導力を身につけよう ... 76

 ブラッシング指導は患者さんとの共同作業 ... 76
 患者さんの感動体験につながる指導をしてみよう ... 76
 指導時には記録をつけよう！ ... 77

Skill up Question 1
1回目の指導はどのように始めたらいいですか？ 81

 症例で見る「ワンポイント指導」 ... 82
 ワンポイント指導を実践してみよう ... 84

Skill up Question 2
つい問題点の指摘ばかりしてしまいます。患者さんを責めているようで、心苦しいのですが……。 85

 一緒にチャレンジ！　あなたならどう受け入れる？ほめてみる？ ... 85

The 5th Lecture

症例で見る「受け入れる・ほめる指導」……………………………… 87

Skill up Question 3
今日、何をしていいのかわかりません。
指導をマンネリ化させないためには、どうしたら
いいですか？……………………………………………………… 88

ブラッシング指導で PDCA サイクルをどう使う？……………… 89

Skill up Question 4
ブラッシング指導がもっと上達するには、
どうしたらいいでしょうか？……………………………………… 90

歯科衛生士 1 年目 M 子のふり返りを見てみよう ……………… 91

Skill up Question 5
ブラッシング指導のゴールはどこですか？
ある程度よくなってくると、それから先、
何をしていいかわかりません。…………………………………… 93

先輩歩科衛生士の長期症例から考えてみよう ………………… 94

＊　＊　＊

おつかれさまでした！……………………………………………… 98

The 6th Lecture

6日目　人間力
　　—さらに成長していくために— …… 99

『人間力』を高めよう …………………………………… 100

患者さんの本心は今どこに？……………………………………… 100
ご存じですか？　ブラッシング指導に欠かせない " 人間力 " … 100
『みる力』ってなんだろう ………………………………………… 101
『きく力』ってなんだろう ………………………………………… 102
『はなす力』ってなんだろう ……………………………………… 103

The 6th Lecture

症例を通して『人間力』を考えてみよう …… 104

1. 主訴からその人を知ろう！―想像力・洞察力を働かせよう― 104
2. 観察・推察・洞察　―あなたは何が見えますか？― …… 105
3. 表情、態度を観察しましょう
　　―うつむいている？ 前向き？ 笑ってる？ 沈んでる？― 105
4. 患者さんの希望はなんでしょう？―痛みや不快感から
　　解放されたいだけ？　健康感を聴きましょう― …… 106
5. 主訴＝いちばん気になるところを大切に
　　―もっとも患者さんが解決したいところに注目しよう― 106
6. 「痛くて磨けない」と「磨くと痛い」の違い
　　―わかりますか？　厳密に言葉を選ぶことの大切さ― … 107
7. 覚えておこう！　共感的理解
　　―患者さんのこころに寄り添う会話とは？― …… 107
8. 患者さんをためらわせるものを知ろう
　　―患者さんの姿・しぐさ・表情を観察し、声にならない
　　言葉を推察する― …… 108
9. 努力したことを認めましょう
　　―患者さんは評価を気にしています― …… 109
10. 言葉より行動に注目しよう　―やる気は歯肉に現れます― 110
11. 変わるのは磨きかただけではありません　―患者さんの
　　健康感や人生観まで変わる、それがブラッシング指導です― 111

＊　＊　＊

おつかれさまでした！ …… 112

6日間の講義受講、おつかれさまでした …… 113
皆さんもぜひ読んでみよう！　参考文献・書籍紹介 …… 114
　謝辞 …… 115

著者（講師）紹介

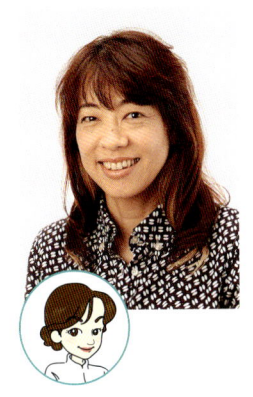

橘田（南條）康子　きった（なんじょう）やすこ
1981年　鶴見大学女子短期大学部保健科（現・鶴見大学短期大学部歯科衛生科）卒業
1981年　横浜市戸塚区・タケスエ歯科医院勤務
現在、ケアウェル安心株式会社勤務
主任介護支援専門員
横浜歯科臨床座談会会員

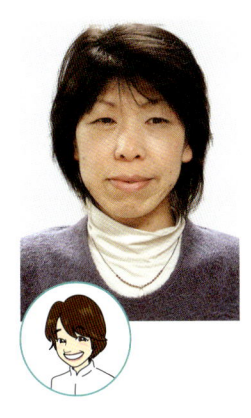

山本　静　やまもとしずか
1976年　日本女子衛生短期大学保健科（現・神奈川歯科大学短期大学部歯科衛生学科）卒業
　　　　一般、小児、矯正、訪問歯科医院勤務
現在、フリーランスとして複数の医院で勤務および横浜市訪問歯科衛生士（嘱託）
日本舌癒着症学会会員
横浜歯科臨床座談会会員

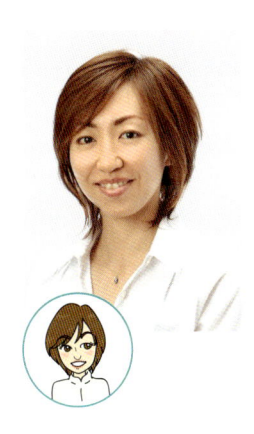

磯崎亜希子　いそざきあきこ
1994年　鶴見大学女子短期大学部歯科衛生科（現・鶴見大学短期大学部歯科衛生科）卒業
1994年　横浜市戸塚区・鈴木歯科医院勤務
2016年よりフリーランスとして活動後、現在、東京都足立区・横田歯科医院で勤務

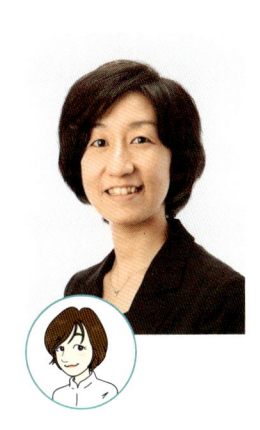

世川晶子　せがわあきこ
1994年　鶴見大学女子短期大学部歯科衛生科（現・鶴見大学短期大学部歯科衛生科）卒業
1994年　横浜市戸塚区・タケスエ歯科医院勤務
現在、国立成育医療研究センター感覚器・形態外科部　歯科勤務
神奈川糖尿病療養指導士
横浜歯科臨床座談会会員

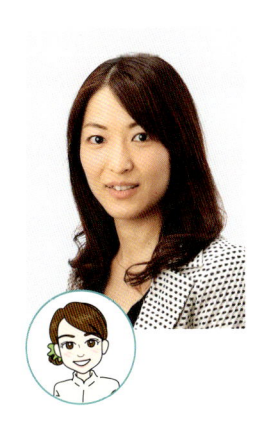

渡部（伊藤）亜記　わたべ（いとう）あき
1998年　湘南短期大学歯科衛生学科（現・神奈川歯科大学短期大学部歯科衛生学科）卒業
1998年　横浜市戸塚区・タケスエ歯科医院勤務
2005年　神奈川歯科大学附属横浜クリニック勤務
日本歯周病学会認定歯科衛生士
神奈川糖尿病療養指導士

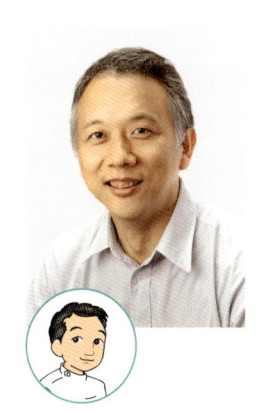

野中哲雄　のなかてつお
1987年　東北大学歯学部卒業
1987年　横浜市中区・丸森歯科医院勤務
1996年　横浜市西区にて野中歯科医院開業
横浜歯科臨床座談会会員

講義を始める前に

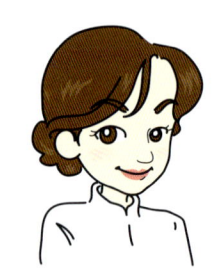

●はじめまして、講師の橘田です

こんにちは。私はブラッシング指導歴25年の歯科衛生士です。よろしくお願いいたします！

今日から6日間の講義です。5ページに戻って、もくじを見直してみてください。スケジュールを見ていただくとわかるように、6日間を通して「ブラッシング指導」について学んでいきます。

ブラッシング指導は歯科衛生士の専門分野なので、おおいにプロの"チカラ"を発揮する時間です。そこで大事なことは、「技術を伝える」部分と「気持ちを支える」部分の双方において"プロ"であることです。そして双方に必要なキーワードを得ていただくのが、今回の6日間の講義内容なのです。

●講義の進めかた

本書を手に取っていただいた皆さんのなかには、新人歯科衛生士からベテラン歯科衛生士までいらっしゃることと思いますが、本書を手に取りページをめくってくださった今からは、「スタート地点は皆さん一緒」とさせていただきます。次ページからの内容は、「もうそんなことは知っている、やっている。何を今さら……」という部分もあるかもしれません。たとえそう思っても、「これは必要ない」とページを飛ばさないで、1つ1つの項目や言葉をじっくり読みこんでみてください。そうすることで、きっと「考えるチカラ」がついてくることでしょう。

●一緒にがんばっていきましょう！

「今よりも、もっと患者さんとの信頼関係を築きたい！」というあなたの向上心に応えるために、そしてあなたの「歯科衛生士力アップ」につながるように、私と、これから登場する講師たちは全力を尽くします！

どうかひとつ、最後までご一緒してくださいますようお願いいたします。

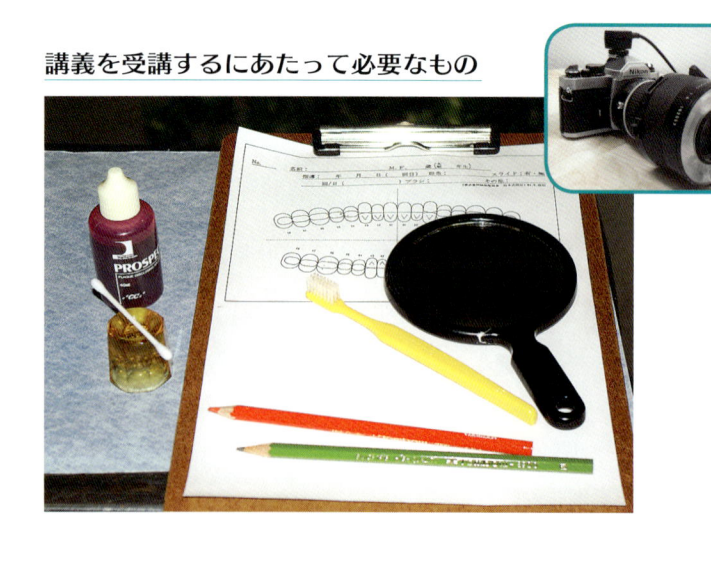

講義を受講するにあたって必要なもの

- 歯ブラシ
- プラーク染色液（一式）
- 手鏡
- プラークの付着状況を記入するチャート
- 気づきや発見を書きとめることができるメモ用紙
- 鉛筆（赤と黒）
- 口腔内撮影用カメラ＆口角鉤

※歯磨剤は必要ありません。

1日目

観察力
―自分の口腔内を知ろう―

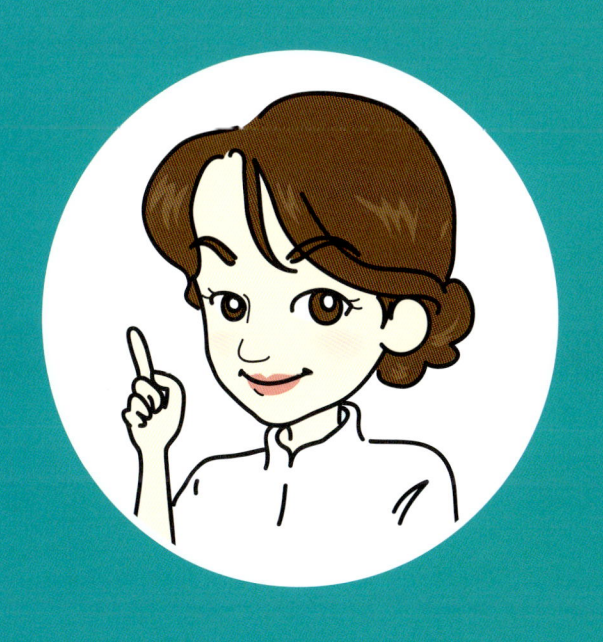

1日目スタートその前に……
口腔内写真を撮影する習慣をつけよう！

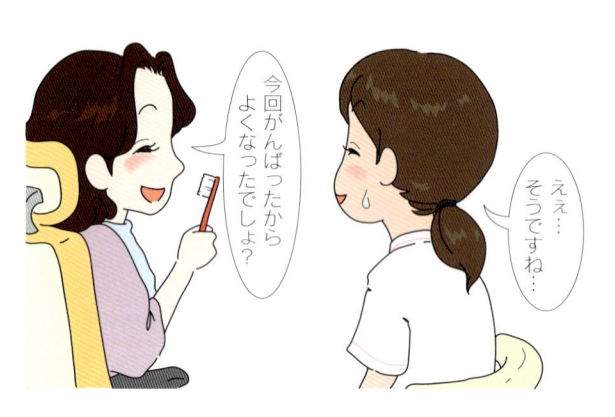

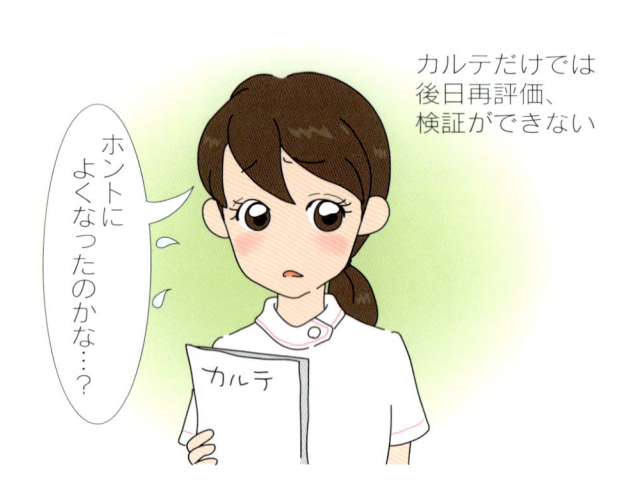

皆さんは口腔内写真を撮影していますか？

口腔内は、写真にして拡大してみると、手鏡で観察していたときには気がつかなかったものが見えてきたり、以前の写真と比較することで、変化を見落とすことなく把握することができます。口腔内写真は、比較・検証するうえで必要不可欠な記録なのです。「特別な症例だけ口腔内写真を撮影する」のではなく、来院した患者さん全員の口腔内写真をできるだけ撮影することをおすすめします。

なお私たちは、患者さんにより説明しやすくするために、撮影した写真はプリントするようにしています。プリントすることで、患者さんへのモチベーションや自分自身の再確認が手軽に行えるからです。

ぜひ皆さんも、日常的に口腔内写真を撮影する習慣をつけましょう！

* * *

本書（特に1日目）では、口腔内写真を用いて検証しています。

口腔内写真を撮影していないと……

前回と今回の違いがわからず
回復したのか悪化したのかわからない

カルテだけでは
後日再評価、
検証ができない

口腔内写真を撮影していれば……

患者さんも歯科衛生士も
よくなったところ、もう少し
がんばってほしいところが一目瞭然！

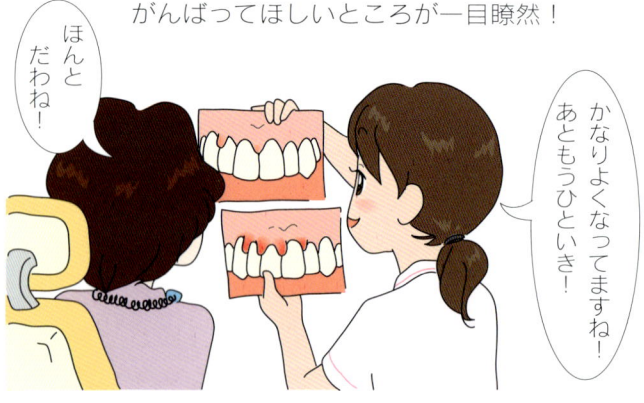

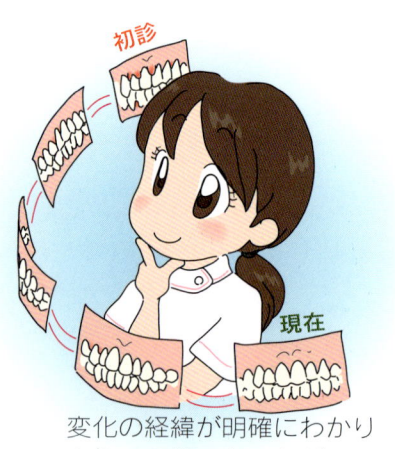

変化の経緯が明確にわかり
自身の研鑽にもつながる

自分の口腔内を知ろう！

「歯のかたち・歯肉のかたち・歯肉の色」を観察してみよう

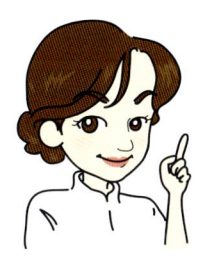

1日に何度も見ている自分の口腔内ですが、真剣に観察してみると意外にいろいろなことに気づきます。思っていたよりも歯が捻転していたり、歯面に気づかなかった窪みがあったりすることはよくあります。また歯肉にも、細かい傷やしわ、そして見たくない炎症など見えてくることがあります。ここでしっかりと自分の口腔内を観察しておくことは、これからこの本を読み進めていくうえで必ず役に立ちます。

自分の口腔内をよく知ることは、プラークコントロールの第一歩と言えるでしょう。

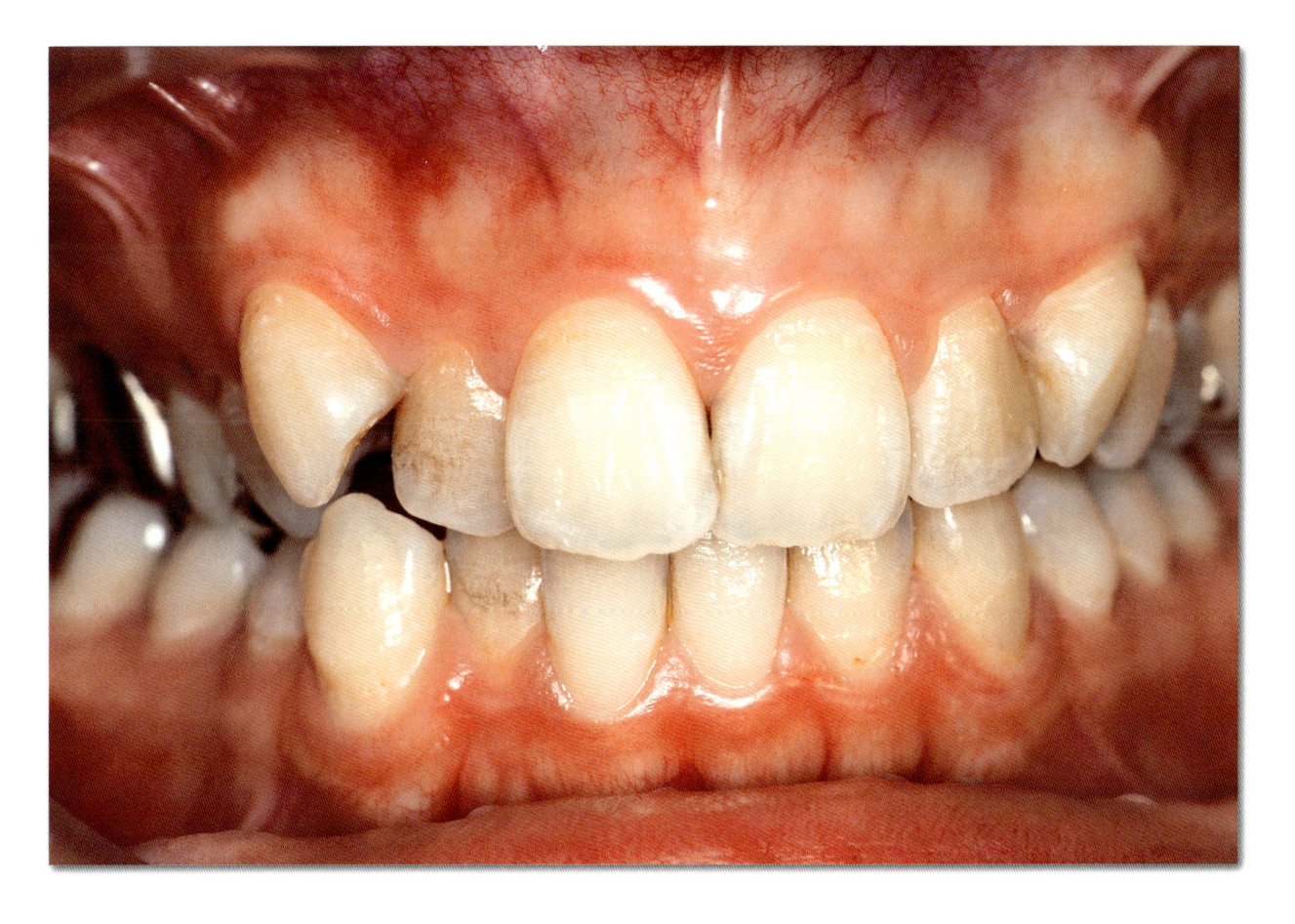

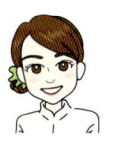

こんにちは！
本書の生徒役の渡部亜記です。
この口腔内写真は私の口です。皆さんも自分の口腔内写真を撮影して、一緒に観察しましょう！

「歯のかたち」に注目する理由

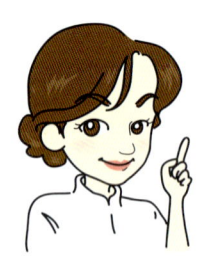

ひと言で「歯のかたちに注目する」と言っても、わかりにくいかもしれませんね。学生時代に学んだように、歯にはそれぞれの一般的な解剖学的特徴があります。

たとえば中切歯の一般的な特徴とは何でしょうか？ 比較的平らな唇面とシャベル窩を持ち、切縁が薄いという特徴がありますね。でも、1人1人の歯を見ると、1つとして同じ中切歯はないはずです。また、歯列によっても見える部分が違うので、歯列にも注目しましょう。

解剖学的特徴を理解しているだけでなく、**自分自身の歯や歯列の特徴をできるだけきめ細かく把握する**ことは、適切なブラッシングを知るうえで、とても重要です。

チェックしたいポイント
- 豊隆の大きさ
- 捻転や転位など歯の位置異常
  など

渡部さんの「歯のかたち」注目ポイント

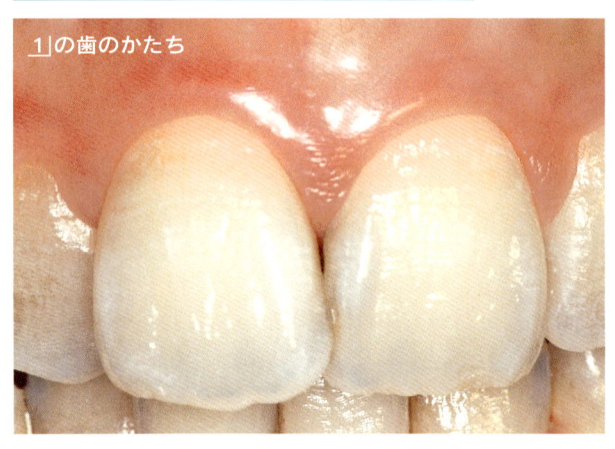

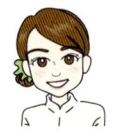

|1|の歯のかたち
- |1と比べると、ほんの少し唇側転位し、遠心に捻転しています。
- 遠心に比べて、近心の切端に向かって歯冠幅が大きくなっています。

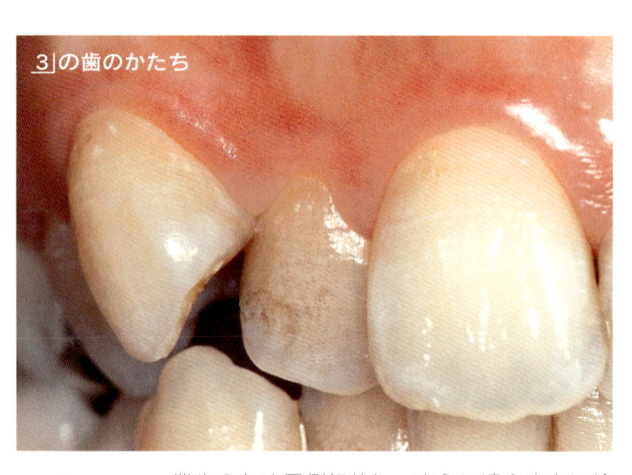

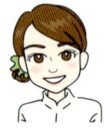

|3|の歯のかたち
- 叢生のため唇側転位し、さらに遠心方向に捻転しています。そのため近心面はしっかり見えていますが、そのかわり遠心面は陰になり、見にくい状態です。
- 歯頸部の位置が|2|と比べて高く、丸みが強くなっています。

こんな「歯のかたち」は要チェック！

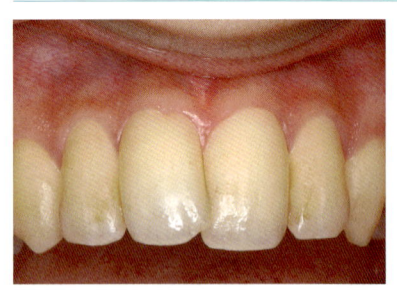

- 歯冠長が長く、唇面は丸み（曲面）が強い。曲面に合わせて毛先を添わせることが難しい形態です。

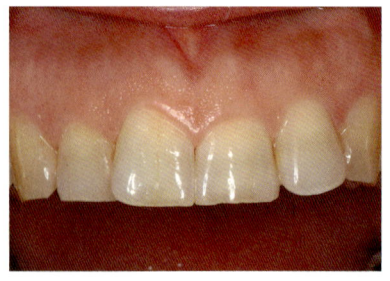

- 歯はややスクエアで、唇面中央は比較的フラット。咬耗の影響か、歯面にも傷や凹面が見られます。

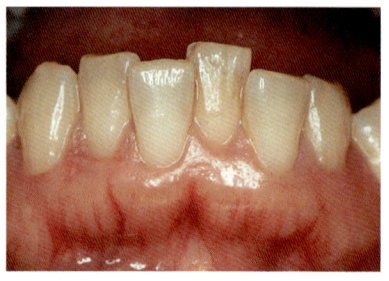

- 「叢生」とひと言で片づけないで、このように歯頸線の高さのレベルがまちまちなことなども意識しましょう。

「歯肉のかたち」に注目する理由

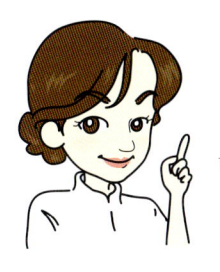

歯肉には、今までの歯磨きなどの影響がはっきりと現れています。

歯肉が健康的に引き締まり、ナイフエッジ状に歯に沿っていれば、適切な環境が保たれていることがわかりますが、炎症が起きていたり、逆に磨き傷があったりすれば、きちんとしたブラッシングができていないことがわかります。

また、明らかな炎症や傷を見つけるだけでなく、細かいところまでじっくりと観察することで、歯ブラシの動きの方向や力の入りかた、歯槽骨の形までわかることがあります。

歯肉を詳細に観察することで、ブラッシングが適切がどうか判断することができるでしょう。

> **チェックしたいポイント**
> - 健康な歯肉と比較してどこがどんな状態か
> - 腫脹、切れ込みや盛り上がりなどの不自然な形態
>
> など

渡部さんの「歯肉のかたち」注目ポイント

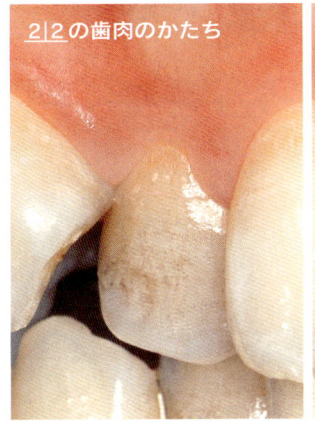

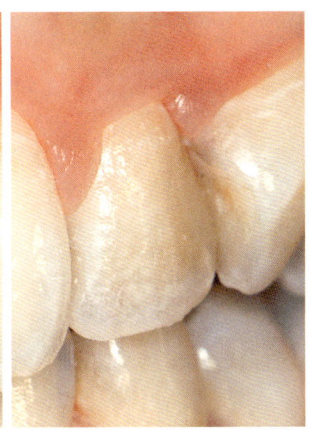

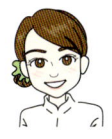

「2|2の歯肉のかたち」

- 歯頸部中央がややへこんでいます。特に|2の歯肉は角ばり、不自然な形態になっています。
- 近心歯間乳頭はやや丸みを帯びた形になっています。
- 遠心歯間乳頭もシャープさがなく、|3の歯肉は丸まって小さな傷がついています。

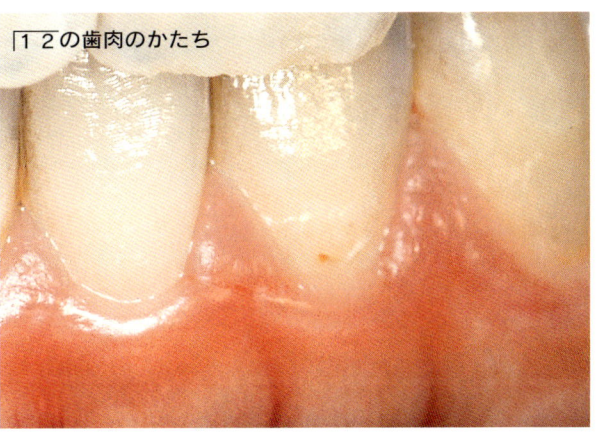

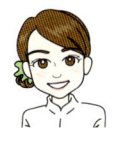

「1|2の歯肉のかたち」

- 歯間乳頭を横切る線があり、歯間乳頭そのものも表面がでこぼこして艶がなく、硬そうで荒れている感じです。
- 歯頸部中央は押し下げられたようで、シャープさがありません。

こんな「歯肉のかたち」は要チェック！

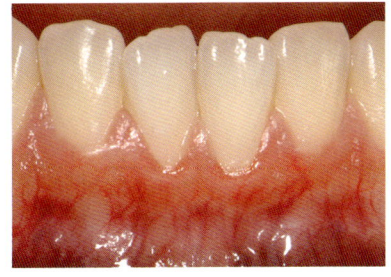

歯間乳頭に腫脹と傷が見られます。また1|1歯頸部中央はV字に歯肉が退縮し、軽い炎症もあります。

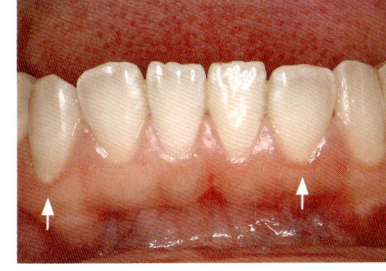

歯間乳頭に腫脹が見られます。特に|3、|2の歯頸線に沿って細かい点状の発赤が見られます。

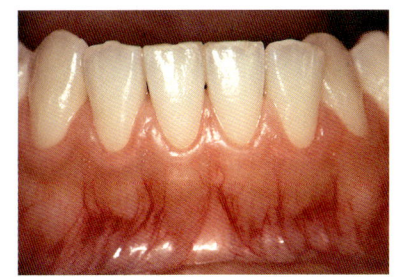

全体的にブラッシング圧が強く、辺縁歯肉が押し下げられています。2|の歯肉は肥厚しています。

「歯肉の色」に注目する理由

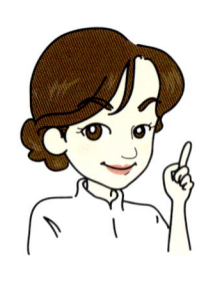

炎症の有無は歯肉の色にも現れます。炎症が起きると毛細血管が拡張し、血流が増えるため、健康な歯肉よりも赤く見えるのです。

また、磨き傷をつけたときなども炎症が起きるため、発赤が生じてきます。炎症の有無やブラッシング圧などを知るために、歯肉の色にも注目しましょう。

歯肉の色には、全身の健康状態も現れます。白すぎる歯肉は貧血を、赤すぎる歯肉は高血圧など、暗紫色は喫煙などを現す場合があります。

チェックしたいポイント
- 赤みが強すぎないか
- 白過ぎないか
など

渡部さんの「歯肉の色」注目ポイント

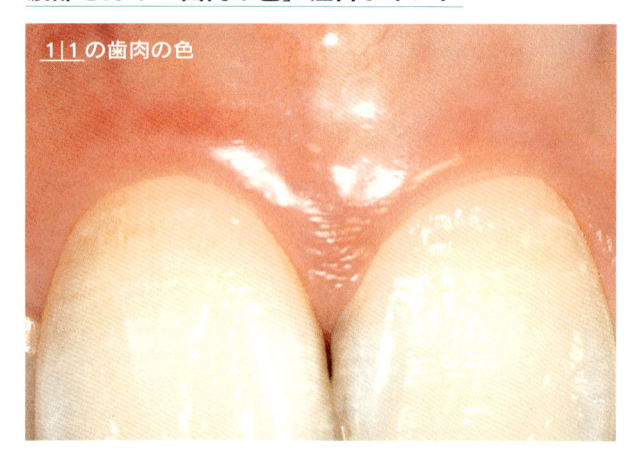

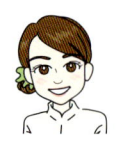

1|1の歯肉の色

- 1|の近心は、やや膨れているようです。中央部辺縁から少し離れたところに発赤があります。
- 1|の歯頸線はなだらかではなく、不自然な形をしているように見えますが、発赤はあまりありません。

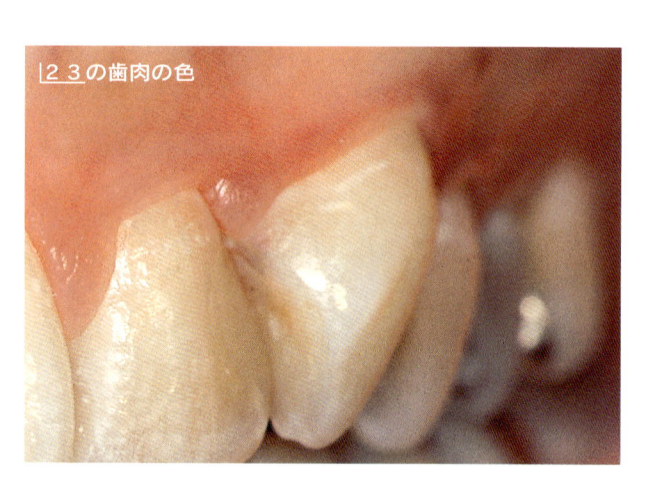

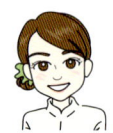

|2 3の歯肉の色

- 辺縁歯肉に帯状に発赤があります。
- |2 3歯間乳頭は発赤が強く、歯から浮いているようにも見えます。

こんな「歯肉の色」は要チェック！

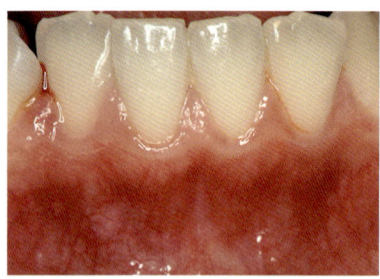

発赤が強く、出血しやすい状態です。歯肉から粘膜にかけての全体的な赤みは、食事や甘いもの、全身との関連も考えられます。

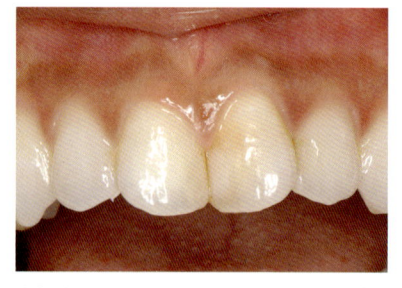

喫煙者の口腔内写真。メラニン色素が沈着している人は、喫煙者の場合が多いでしょう。

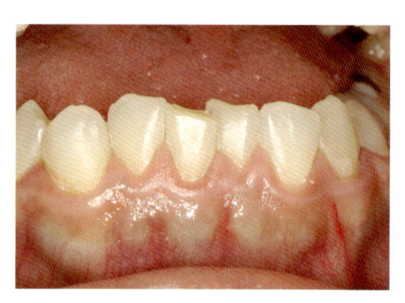

歯肉や歯槽粘膜が青白く、貧血気味。この患者さんは、無理なダイエットしていました。

観察結果をまとめてみよう

3|3 唇側転位しているため近心面が露出している。歯肉はロール状に肥厚し発赤している。

2、2 舌側転位しており、他に比べて着色が多い。近遠心の歯肉が腫脹している。

1 やや唇側転位し遠心に捻転しているため、近心が|1に重なっている。

1 近心 歯肉はロール状に肥厚し赤味が強い。

1|1 歯間乳頭 横じわのような模様が入り、少し腫脹している。

1 遠心隅角の歯肉が角張っているが、唇面中央はほぼ良好。

1|2 歯間乳頭 腫脹し赤味も強い。表面が傷つきごわごわしている。

2|3 歯間乳頭 ぷくっと腫れて、歯から剝がれ気味になっている。

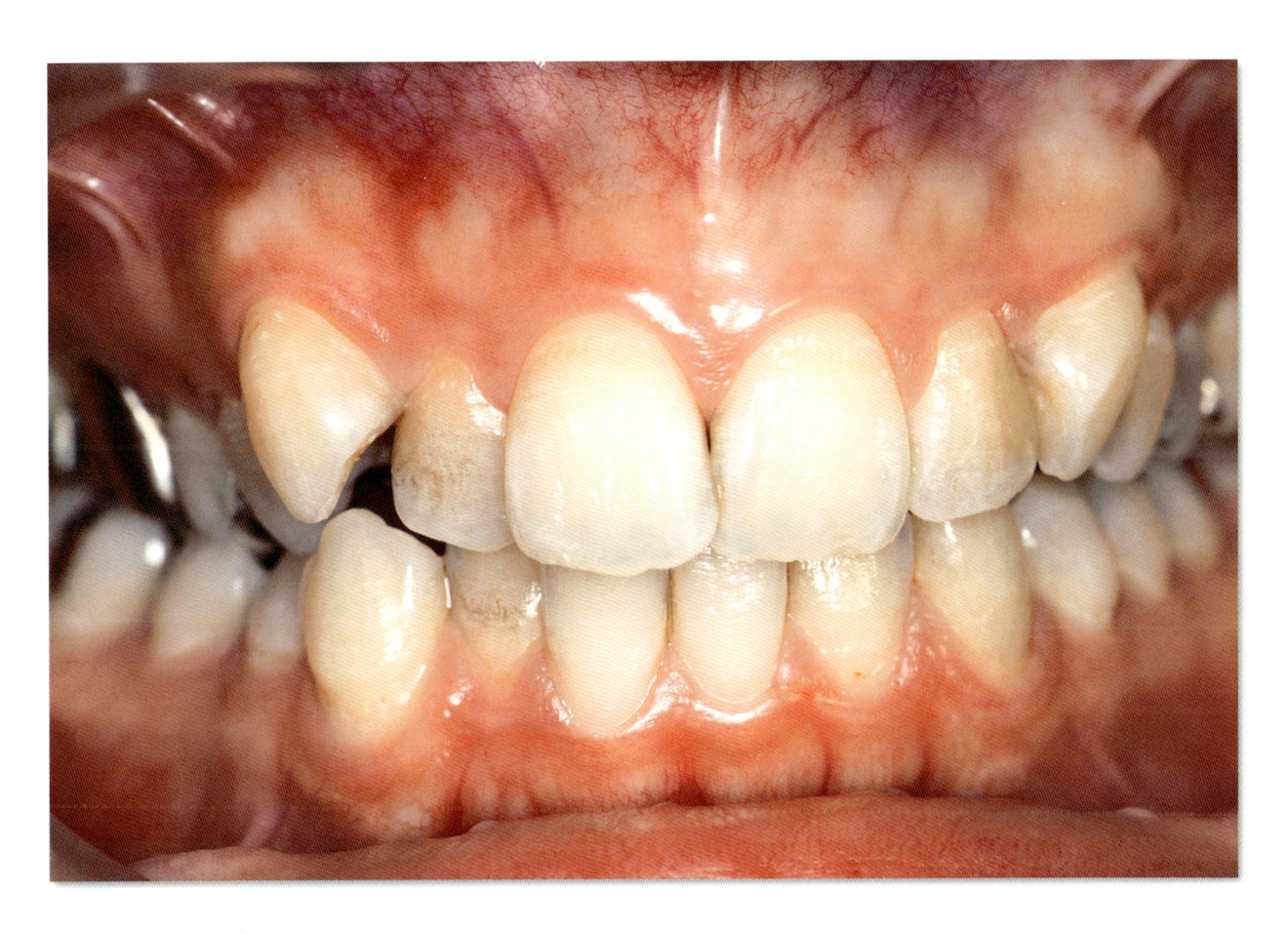

3|3 歯肉は少し退縮している。特に|3は肥厚して退縮している。周辺歯肉の赤味が強い。

3|2|1 歯間乳頭 腫脹し線維化が見られる。

1 やや唇側に転位している。歯頸部中央の歯肉が下がっている。

1|1 歯間乳頭 腫脹し表面には細かな傷がついている。

1 歯肉がロール状に肥厚している。

1|2 歯間乳頭 腫脹している。また表面を横切る傷が見られる。

2、2 やや舌側転位している。中央歯肉は丸みがなく直線的で、近遠心隅角は角張っている。

2|3 歯間乳頭 歯肉表面が荒れてざらざらしている。

前歯部をじっくり観察してみましょう

ひととおり自分の口腔内の特徴をつかんだら、観察しやすい1～2本の歯を選んで、さらに詳しく観察してみましょう。いろいろな角度から観察することで、思いもよらない発見があることでしょう。
　この発見は、以後のブラッシング力アップにつながるヒントになります。

観察する歯を選ぼう！

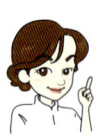

どの歯を選ぶ？
歯肉に問題がある歯、磨きにくい歯などを選択するといいでしょう。
その歯は今後のトレーニングの対象歯になります！

Key Point　観察しやすい前歯のなかから選んでみましょう！

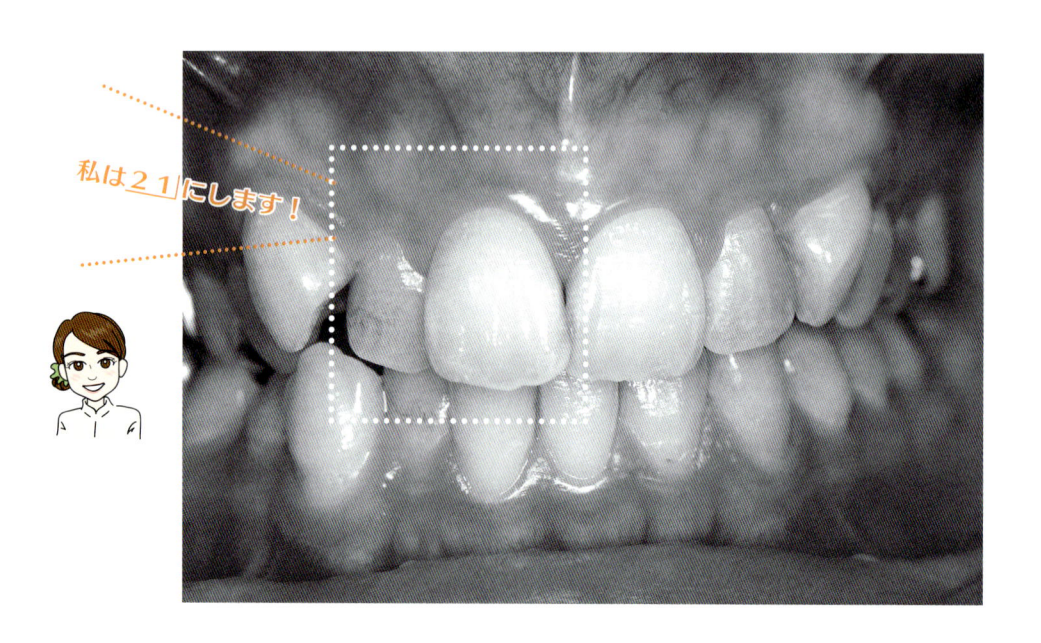

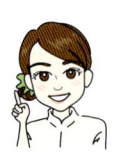

私は2 1にします！

私が選んだ2 1は……
2が口蓋側に転位しているので磨きにくいです。
普通の歯ブラシでは絶対に磨けないと思います。
現在ワンタフトブラシを使って磨いています。

選んだ歯を、いろいろな角度から観察してみよう

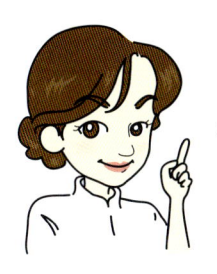

歯を選んだら、手鏡を使って改めてその歯の形を観察し、しっかり理解しましょう。

角度を変えて見てみると、今まで意識したことのない形に気づくかもしれません。

鏡を歯に近づけて、じっくり観察してみましょう。この作業こそが、歯磨き上手の第一歩です。

Key Point 歯の形態的特徴を思い出しながら観察してみよう！

いろいろな角度から観察する

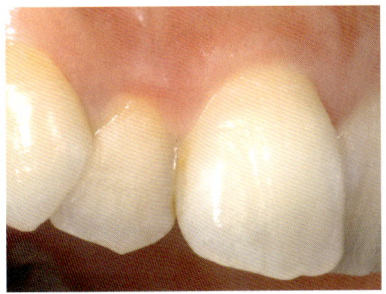

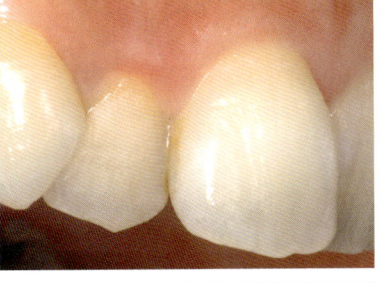

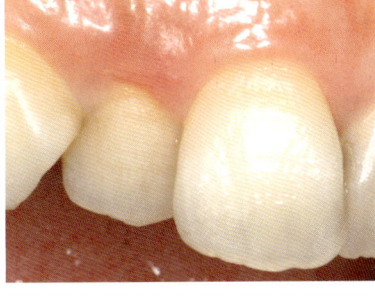

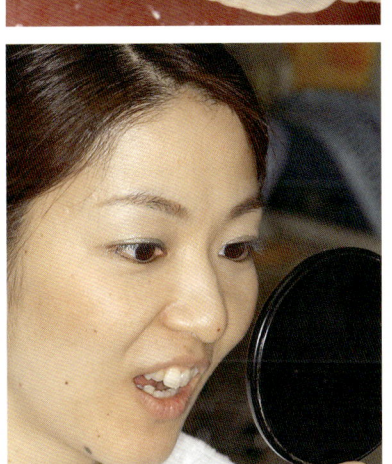

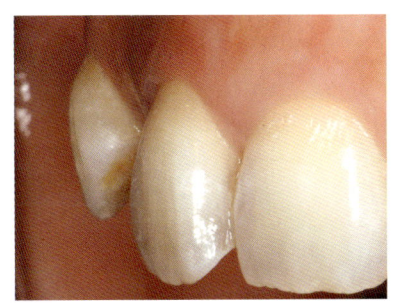

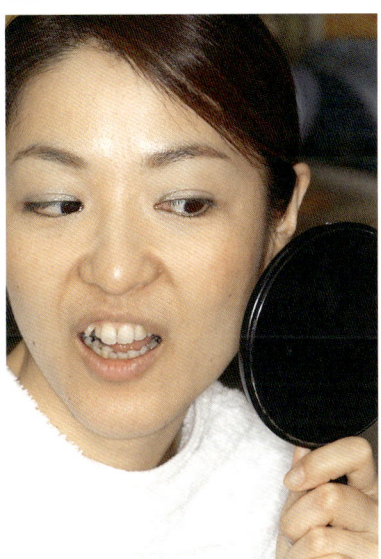

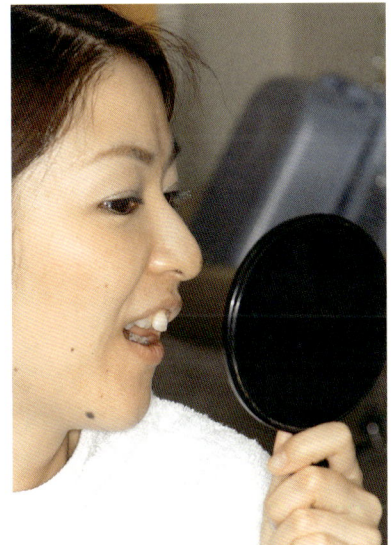

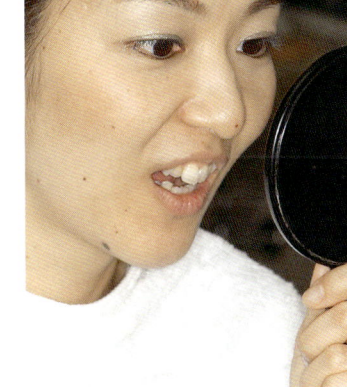

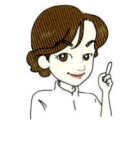

さまざまな方向から観察してみて、何か発見はありましたか？

自分の歯なのに、ここまで一生懸命観察したことって、これまでなかったかもしれません。

発見したことは、次のページにまとめてみました。

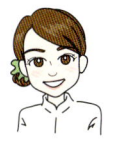

発見① 1̲ にも豊隆がある！

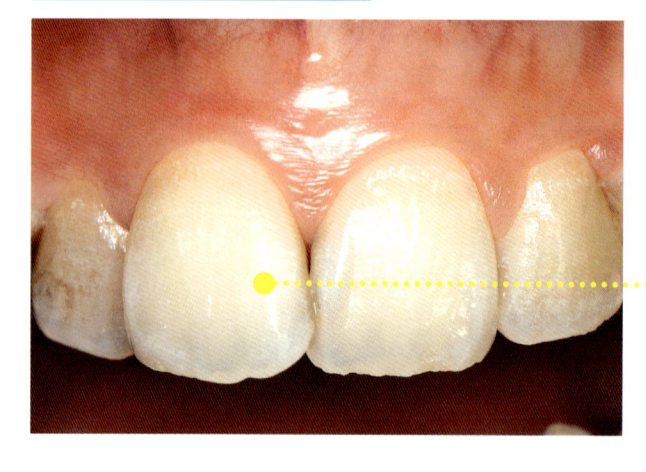

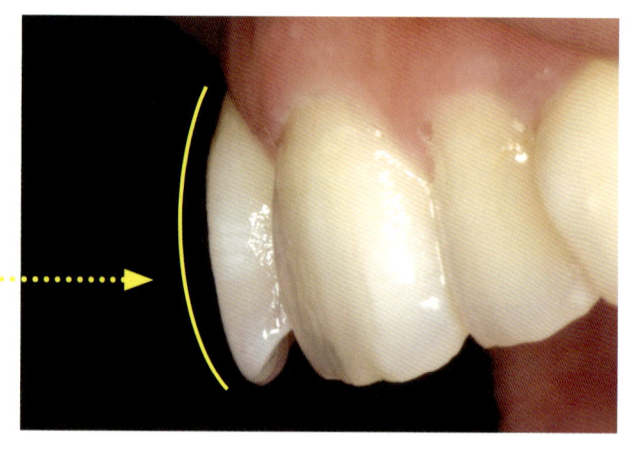

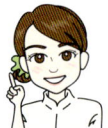

正面からでは歯面は平面に見えますが……

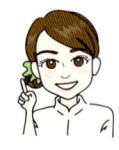

横から見ると、歯面には丸み（豊隆）があることがわかりました。

発見② 1̲ の遠心側面は緩やかにカーブしている

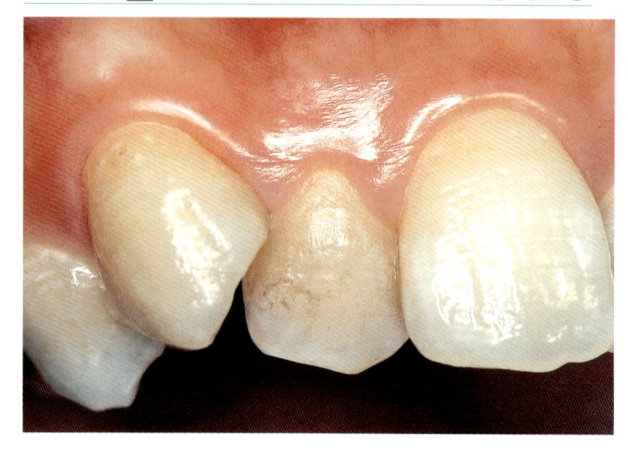

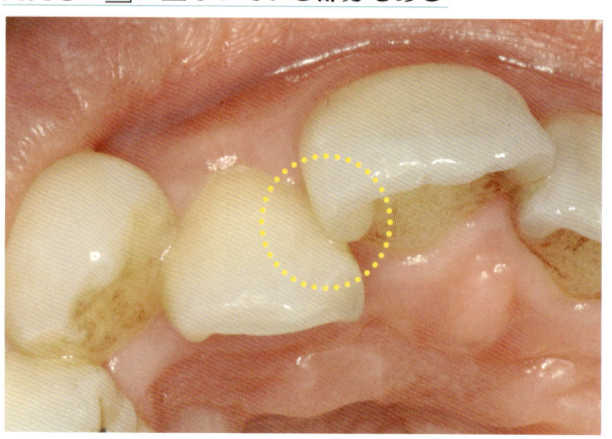

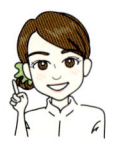

唇面、側面と単純に分けて考えがちですが、実際は平面の合わさったものでなく、移行的にカーブしていることがわかりました（当然のことなんですけどね～）。

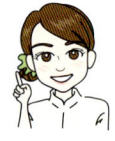

発見③ 2̲ に重なっている部分もある

合わせ鏡を使うと、正面から見たときとは全然イメージが違いました！　私の 1̲ って、想像以上に 2̲ に重なっているんですね。

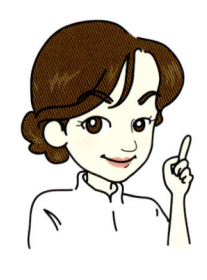

発見はありましたか？

いろいろな角度から歯を観察して、あなた自身の歯の特徴を理解できましたか？　次はいよいよプラークの確認に入ります。渡部さんと一緒に、チャレンジしてみましょう！

1日目 観察力 ―自分の口腔内を知ろう―

赤染めでプラークの観察をしてみよう

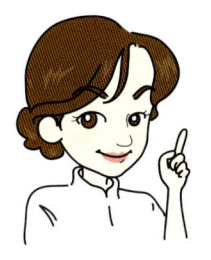

　自分の選んだ歯の観察がしっかり行えたら、いよいよプラークの付着状況を確認します。染色液でプラークを染めだしますが、単に染めればいいというわけではありません。**全顎を染めるのではなく、自分で選択した歯だけを赤染めしてみてください。一部分だけにターゲットを絞って染め出すことで、その部分の問題点をじっくり考えることができる**からです。

選択した歯だけをしっかり赤染めしよう

　プラークの付着状況を見るために行う染め出しですが、染めかたによってはプラークの付着状況をしっかり把握できないこともあります。
　確実にプラークが染まる方法をマスターしましょう。（☞ 28ページ参照）

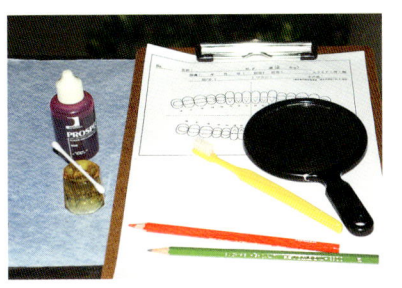

染色液によってプラークが染まりにくいものもあるので、はっきり染まるものを選択しましょう。

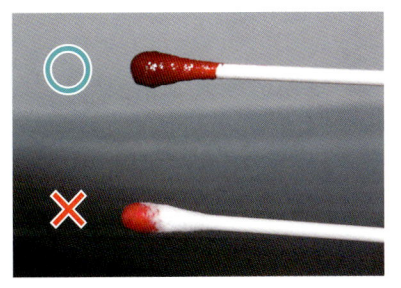

染色液はたっぷり綿球（綿棒）にしみこませて使用します。

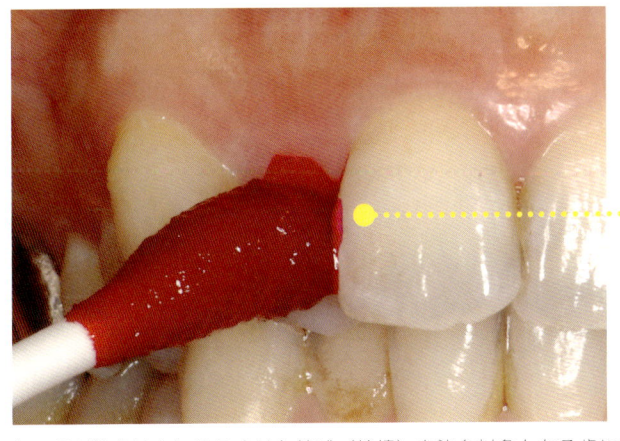

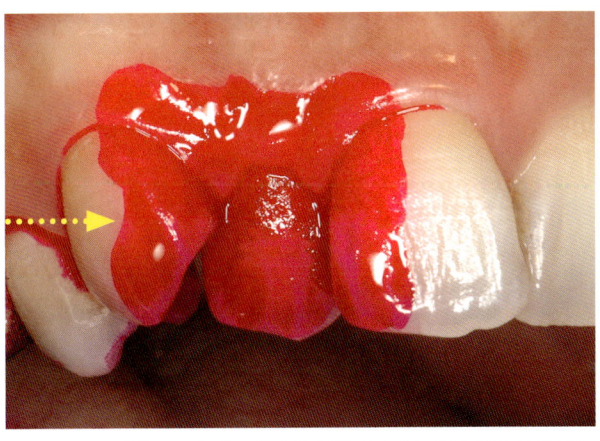

たっぷり染色液をしみこませた綿球（綿棒）を染色対象となる歯に押し当てます。隣接面の奥まで染色液が届くように行き渡らせることがポイントです。

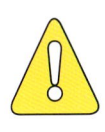

⚠ **この段階ではまだ染めないで！ 次ページを要チェック！**

23

赤染め前に、染める対象歯をスケッチしよう

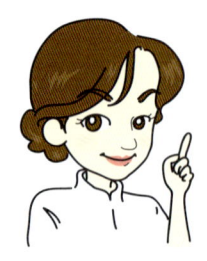

いきなり赤染めをしてしまうと、すべてが赤く染まってしまい、本来の歯面や歯肉の状況がわかりにくくなってしまいます。そこでおすすめなのは、染める前にその場所の写真を撮影し、さらに気になるところをスケッチする方法です。こうすることで、歯や歯肉の状況と実際のプラークの付着状況を比較することができ、自分の弱点を把握することができます。

Key Point 発赤・腫脹、傷などは残さずスケッチしよう！

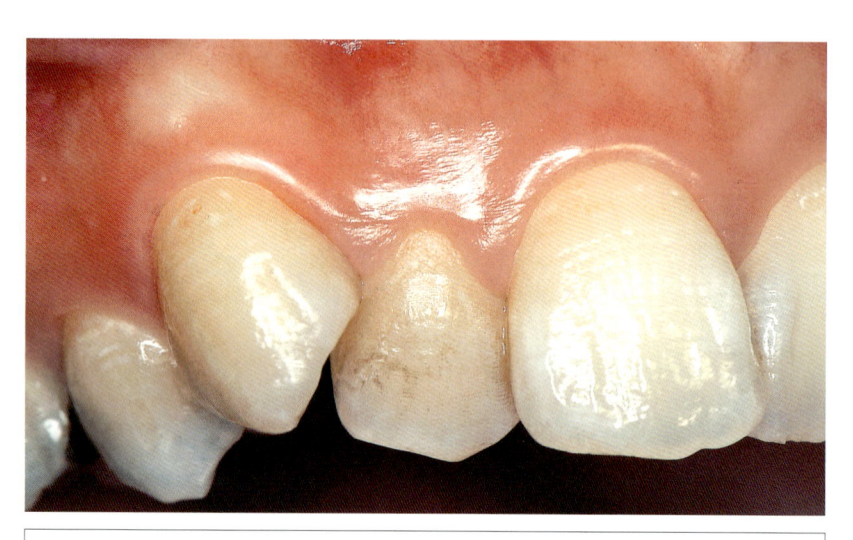

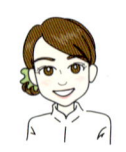

私は 2 1 を選びました。また 3 も一緒に観察することにしました。

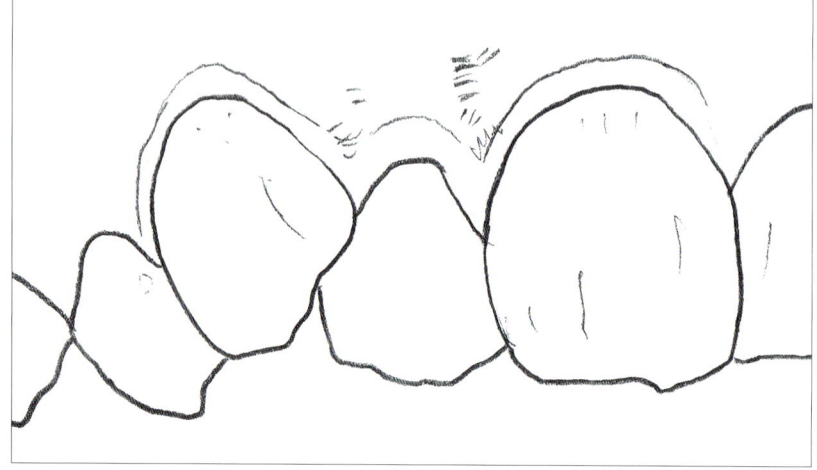

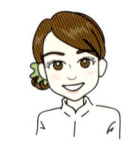

形態だけでなく、発赤・腫脹、傷もスケッチしました。

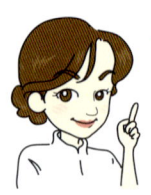

見落としはありませんか？

右の渡部さんのように、ここでも手鏡をいろんな角度からのぞきこんで、しっかりスケッチしておきましょうね！

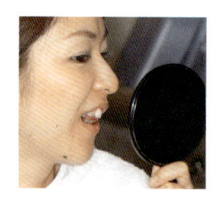

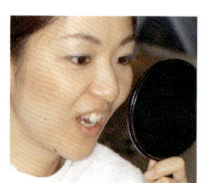

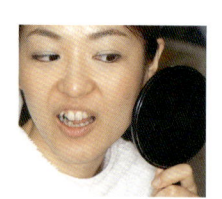

1日目　観察力 —自分の口腔内を知ろう—

いよいよ赤染め！　そして観察！　しっかりスケッチ！

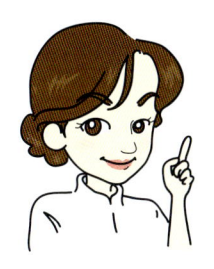

自分の歯と歯肉にじっくり向き合ったところで、いよいよ赤染めです。自分の選んだところを赤染めしましょう。そしてその状態を写真に撮って記録し、さらに先ほどのスケッチにプラークを描きこみましょう。

観察すればするほど、染まっている場所、染まりかたのバリエーションに驚くと思います。その発見が、これからの成長につながります。

Key Point 歯間乳頭下や隣在歯の奥の奥までしっかりスケッチしよう！

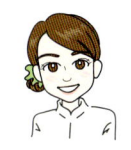

私は 2 1 を中心に、隣在歯を含めて染め出してみました。

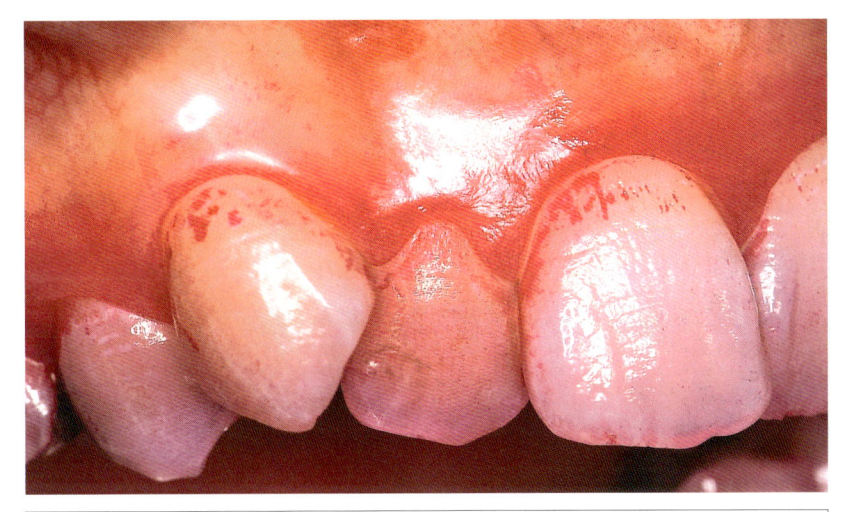

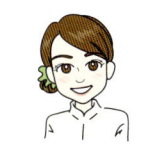

点状に染まったプラークもチェックしました。

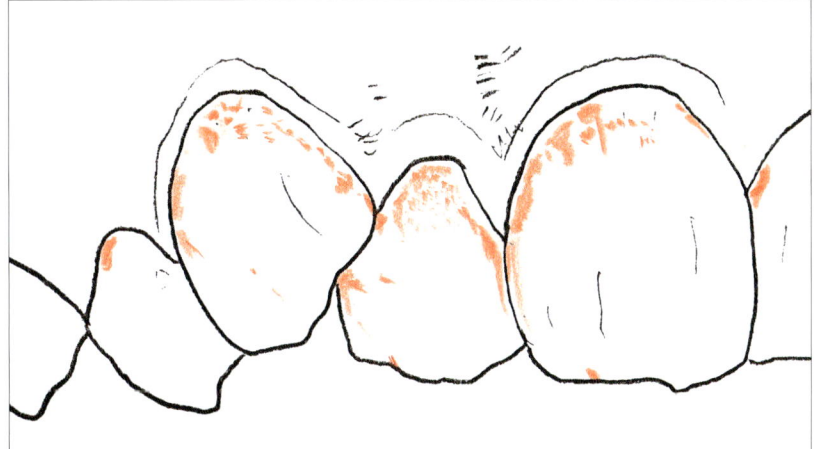

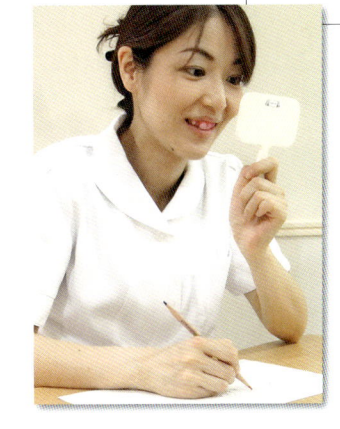

「どういうふうに染まっているか」を描きとろう！
プラークがついている場所を描きとるだけではなく、どんな状態で、どんなふうに染まっているかまで、しっかり描きとりましょう。渡部さんは、点状に染まっているようす、歯肉からの距離、面積など、とてもわかりやすくスケッチしました。

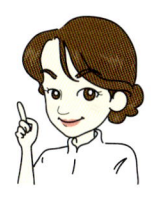

2日目　磨き力
3日目　応用力
4日目　継続力
5日目　指導力
6日目　人間力

25

自分の気づきをまとめてみよう！

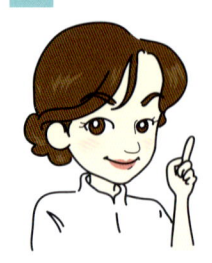

自分の口腔内を観察してみて、どんなことに気づきましたか？　気づいたことは、必ず記録しておきましょう。

気づきを記録するときは、「染っている」「染っていない」と結果だけでなく、「なぜこんなふうにプラークが残っているんだろう」「染っているところと染っていないところの違いは何か」など原因をあなたなりに考えることが大切です。

あなたの気づきは、これからのあなたのブラッシングを改善する大きなヒントになります。

Key Point　歯列や歯、歯肉の形態を考慮しながら探してみよう！

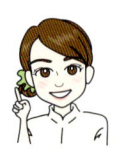

赤染め前に歯と歯肉を観察して気づいたことと、赤染め後に気づいたことを下記にまとめてみました。

歯と歯肉を観察して気づいたこと

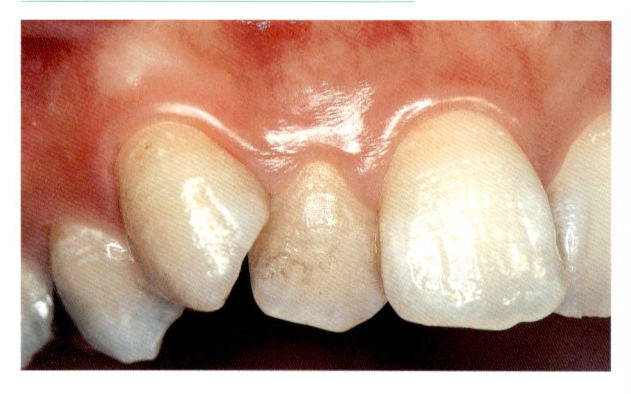

気づき1　歯肉にシャープさがなく、縁が丸まっているような形をしている。
☞歯ブラシが強く当たりすぎているから？

気づき2　3 2 1|歯間乳頭は炎症があり腫れている。特に3 2|は横にくびれているような跡がある。
☞タフトブラシでも歯間部が磨けていない？

気づき3　3|近心にプラークが残り、歯肉に炎症がある。
☞頬側転位し捻転しているため、近心面が磨きにくいのかな？

赤染め後に改めて気づいたこと

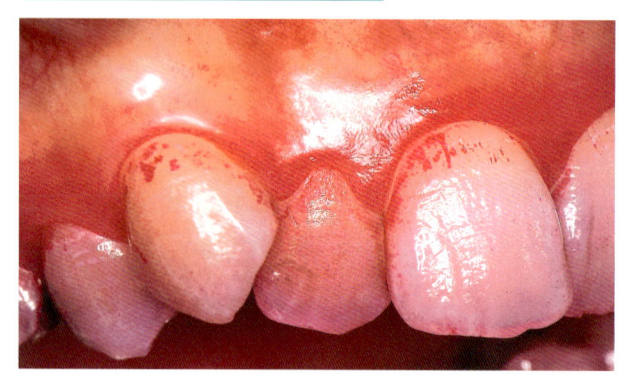

気づき1　1|歯頸部遠心にプラークが残っている。
☞1|が捻転しているから、遠心が影になって磨きにくいのかな？

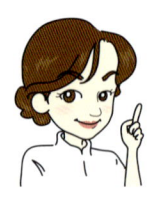

気づき2　2|歯面全体がうっすらと点状に染まっている。
☞歯面が粗造だから、こんなふうに染まるのかな？

気づき3　3|豊隆のいちばん強い中央部に、点状にプラークが残っている。
☞磨きやすそうなところなのに、なぜ？

このように気づきをまとめておけば、後から観察するポイントがはっきりします。3つに限らず、気づいたことはいくつもリストアップしておくことが大切です。そうすればブラッシングテクニックが向上したときの比較材料になりますよ。

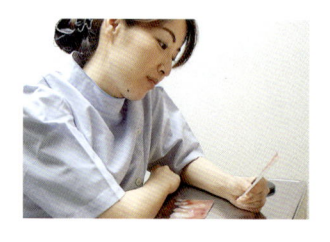

1日目　観察力 —自分の口腔内を知ろう—

あなたの記録を残しておこう

NAME

DATE

赤染め前の写真

赤染め後の写真

スケッチ

赤染め時の注意点
- プラークの染まりやすい染色液を使用する。
- 綿球や綿棒にたっぷりしみこませて使用する。
- 綿球や綿棒を対象歯に押し当て、隣接面の奥まで染色液を行き渡らせる。

スケッチの注意点
- 歯や歯肉の形態、発赤・腫脹、傷などをスケッチする。
- どこが、どのように染まっているか、よく観察して写しとるようにする。

あなたの気づき（赤染め前＆赤染め後）

-
-
-
-
-

-
-
-
-
-

1日目　観察力
2日目　磨き力
3日目　応用力
4日目　継続力
5日目　指導力
6日目　人間力

27

参考：赤染めのステップ

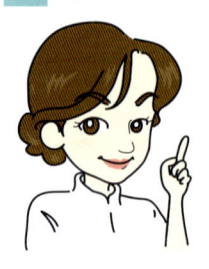

ここで、私たちが普段行なっている赤染めのステップをご紹介します。
落ちたと思っても、くり返し確認染めをして、本当に染まらなくなるようにすることが大切です。

1	染める部位を決める
2	ダッペングラスなどに染色液を多めに出し、綿棒や綿球などにたっぷりとしみこませる
3	綿球や綿棒を対象歯に押し当て、隣接面の奥まで染色液を行き渡らせる
4	2〜3度、しっかりうがいをする
5	染まったところを観察する
6	染まったところをスケッチする
7	染まったところを落としてみる
8	「落ちた」と思ったら、もう一度染めてみる（確認染め） （染色液は水溶性のため、時間が経つと唾液に溶けてしまい色が落ちてしまう）
9	再び染まるところがあるか、もう一度確認する
10	もう一度染まったところがあれば、落とす
11	落ちるまで8〜10をくり返す

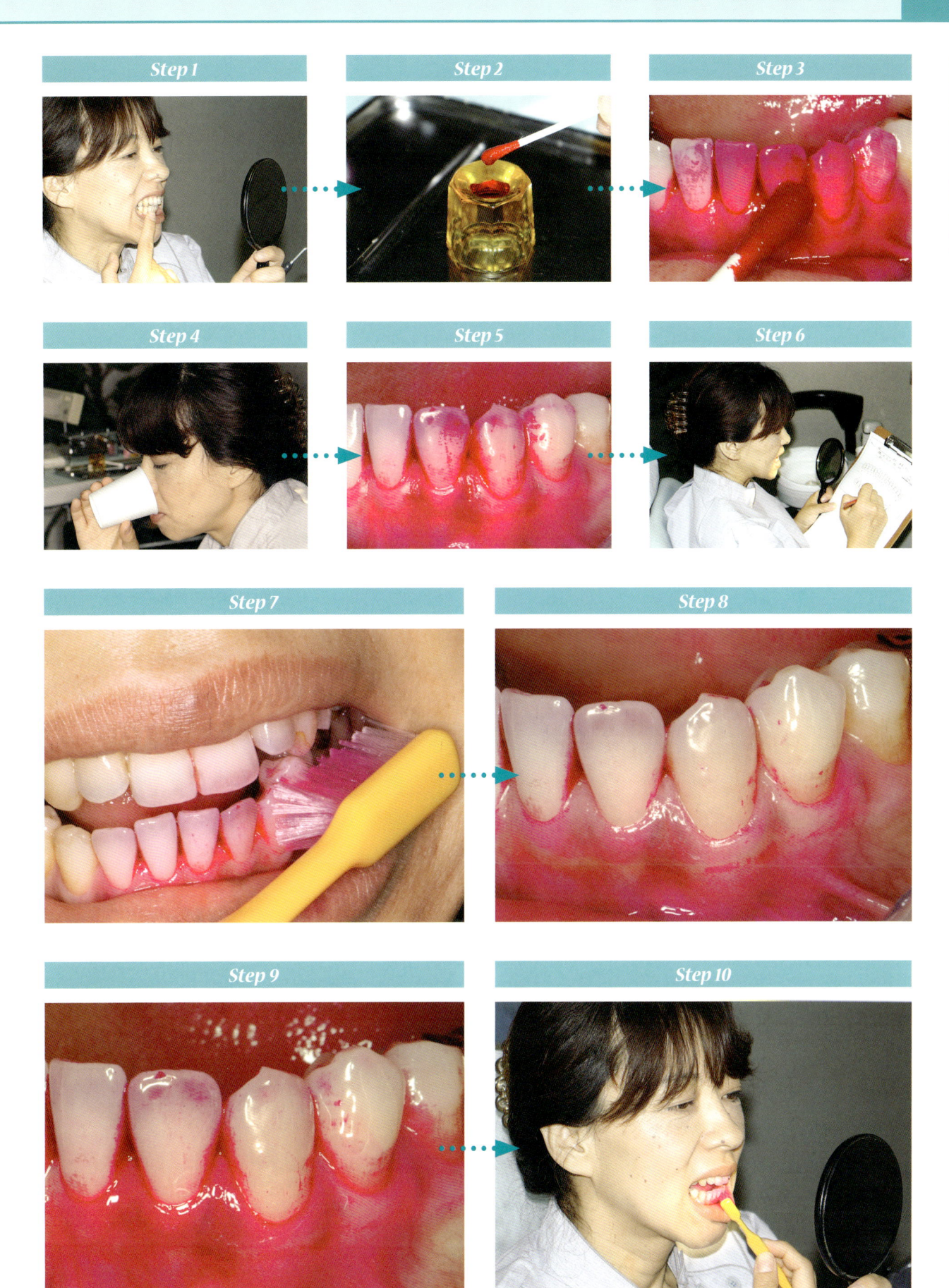

1日目　観察力 —自分の口腔内を知ろう—

Step 1　　　　Step 2　　　　Step 3

Step 4　　　　Step 5　　　　Step 6

Step 7　　　　Step 8

Step 9　　　　Step 10

1日目 観察力
2日目 磨き力
3日目 応用力
4日目 継続力
5日目 指導力
6日目 人間力

29

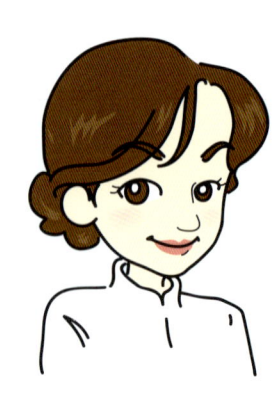

おつかれさまでした！

　1日目が終了しました。
　「今さら、自分の口の観察なんて……」と思いながら読んだかたもいらしたかもしれませんね。でもしっかりと観察してみると、自分の口腔内にも今まで見過ごしてきたさまざまなところが、きっとあるはずです。
　私自身、歯科衛生士になりたてのとき、先輩歯科衛生士に「⌊5が捻転している」と言われて衝撃を受けたのを今でも覚えています。それまでは『自分はきれいな歯列をしている』という認識しかなかったということに改めて気づくとともに、『観察するとはそういうことなんだ、自分も"見る目"を持ちたい』と強く思ったのです。
　歯肉に関しても同様です。自分では特に問題を感じていない人がほとんどでしょう。でも、『本当に健康な歯肉って？』と考えだすと、意外と難しいものです。

　患者さんの口腔内で勉強させていただくのも、もちろん大切なことです。でも、いちばん身近にあり、いつでも観察や実習することができるうえに、"何をしても文句を言われない"のが自分の口です。こんな便利なものを活用しない手はありません。
　できたら、自分1人で取り組むのではなく、歯科衛生士の仲間で一緒に取り組めるといいですね。いろいろな人と観察し合うことで、自分1人では気づくことのできなかった発見があるでしょうし、仲間とワイワイ言いながら勉強をするのは、とても楽しいものですよ。
　ぜひ、自分の口を使った実習、してみてくださいね。

　2日目はいよいよ自分の口を磨いていきます。

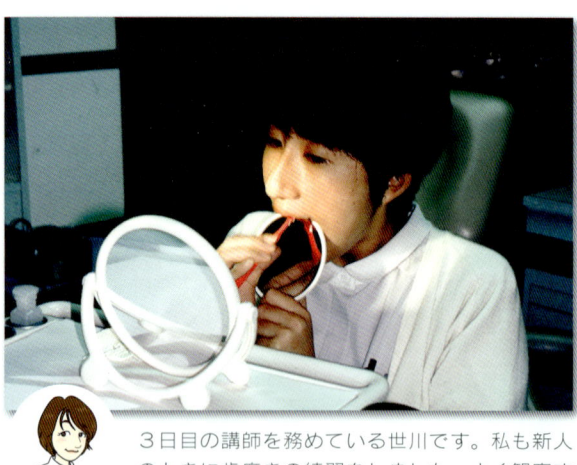

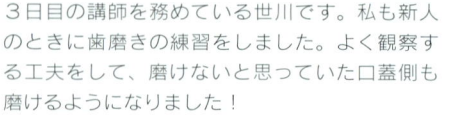

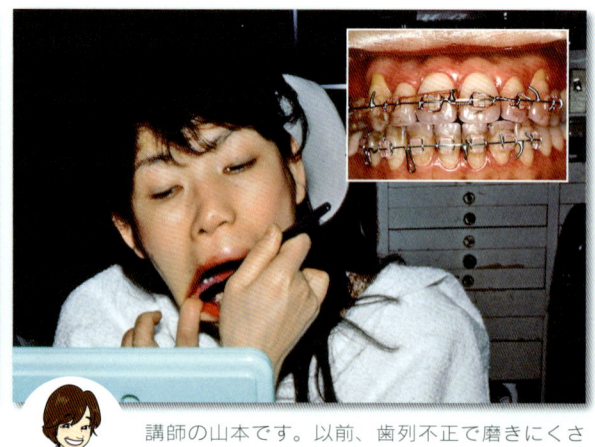

　3日目の講師を務めている世川です。私も新人のときに歯磨きの練習をしました。よく観察する工夫をして、磨けないと思っていた口蓋側も磨けるようになりました！

　講師の山本です。以前、歯列不正で磨きにくさを感じ、矯正治療をしていました。矯正装置装着時も、しっかり磨けるようチャレンジしました。矯正装置を装着していても、練習すればバッチリ磨けるんですよ！

2日目

磨き力
― 毛先磨きの基本を学ぼう ―

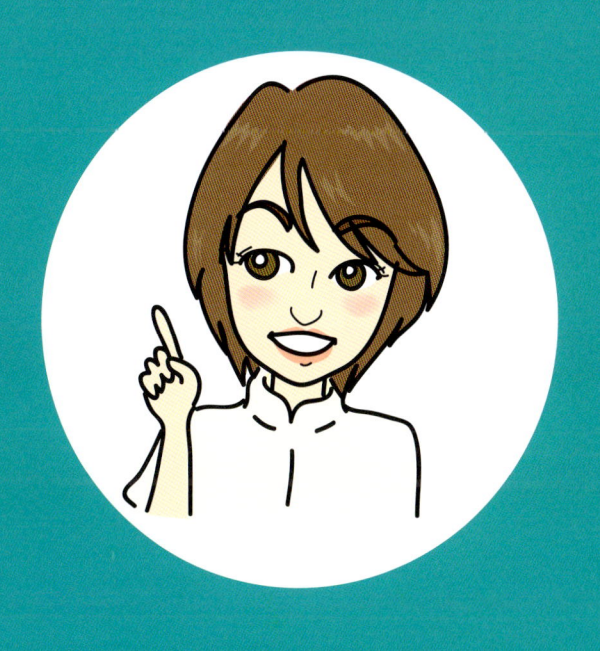

確実＆効率よくプラークを落とせる磨きかた"毛先磨き"を知ろう！

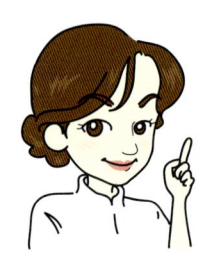

ひと口に「ブラッシング方法」といっても、実にいろいろな方法が提案されてきています。私たちは、歯ブラシの毛先を用いる"毛先磨き"が、数あるブラッシング方法のなかでいちばん効率よく確実にプラークを除去できると考えています。

そこで2日目は、私たちが推奨する毛先磨きのノウハウを伝授します。まず毛先磨きの原則についてお伝えしましょう！

毛先磨きの3大原則

原則1　歯ブラシの毛先を歯面に直角に当てる
歯ブラシのつま先やかかと、角のひと束だけを使うこともあります！

原則2　軽い適度な力で歯面に毛先を当てる
歯ブラシをかる〜く保持します！

原則3　適切なストロークで毛先を動かす
毛先を歯面上でパラパラと動かします！

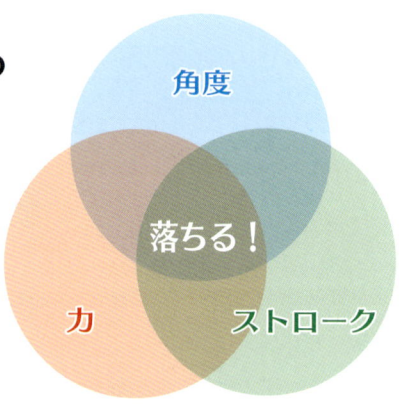

角度・力・ストローク → 落ちる！

4〜5回のストロークでプラークが落とせる！

3大原則が実現できれば、確実かつ効率よくプラークを落とせます。
※ただし、プラークの状態により回数は多少異なります。

原則1 "歯面に直角"とは？

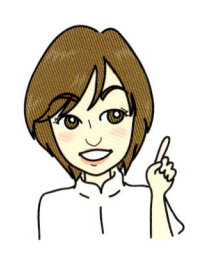

毛先磨き指導担当の磯崎です！

あらゆる歯面で確実に効率よくプラークを落とすには、歯面と毛先の関係を直角にすることがポイントとなります。

しかし歯は、唇面・舌面、近心面・遠心面とすべて曲面でできています。ですから歯ブラシを直角に当てるには、曲面にあわせた当てかたの工夫が必要です。あなたなりの"直角関係"を見つけてみましょう。

歯頸部への歯ブラシの当てかた例

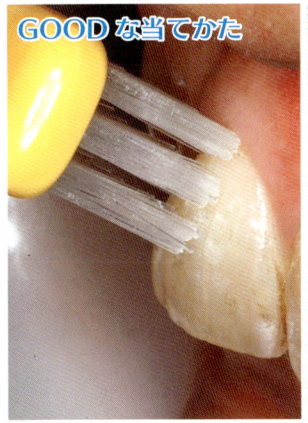

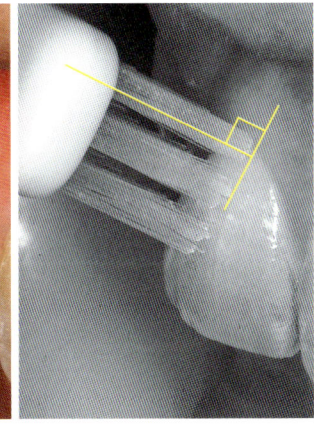

GOODな当てかた

歯頸部の曲面の形態にピタッと毛先がフィットしています。歯ブラシの角度と毛先の部分使いに注目！

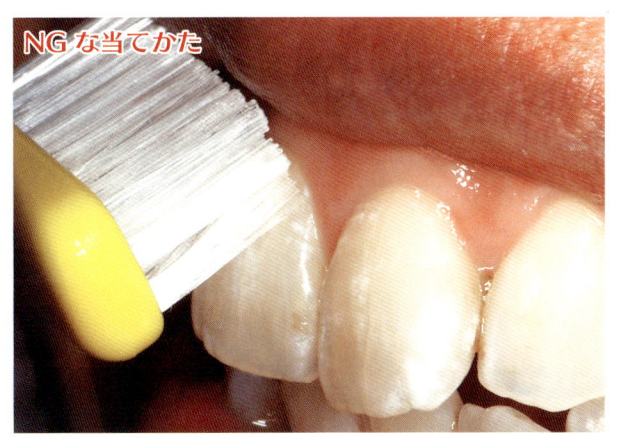

NGな当てかた

歯肉に毛先を向けたりポケット内に毛先を入れようとすると、汚れを落とす効率が悪く、歯肉が傷ついたり退縮してしまいます。

Key Point　"直角関係"を探してみましょう！

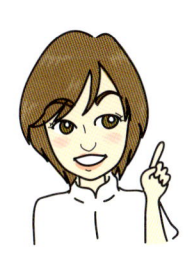

歯面には平らな面はほとんどありません。どの歯もさまざまな曲面によって作られています。そのためそれぞれの曲面に毛先を直角に合わせることは、慣れないと意外に難しいものです。

ここでは、曲面に対してどう毛先を当てたら直角になるのかを探していきます。皆さんもさまざまな曲面にピタッと直角で当てられる技術を身につけてくださいね。

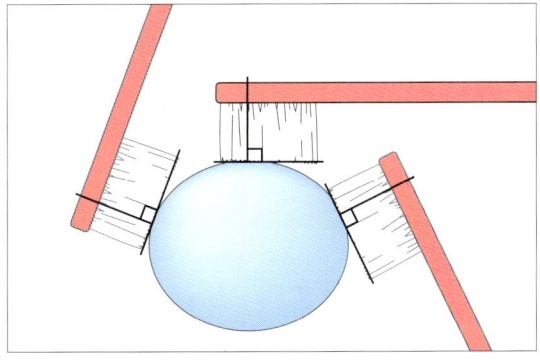

さまざまな曲面に対して常に直角に当てるためには、どこにブラシを当てたいかを見つけ"面をとらえる"感覚が重要。それがわかると直角を探すのはやさしくなってきます。

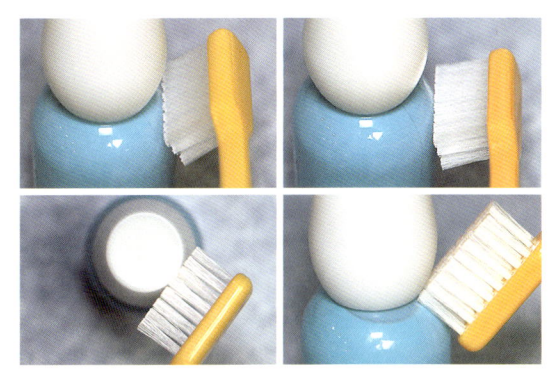

曲面に対し毛先を直角に合わせる感覚を養うには、身近にある曲面に歯ブラシを当ててみるのもいいでしょう。上はマニキュアのボトルのいろいろな面に当ててみた例です。

6日間で極める！ 磨ける・伝わるブラッシング指導

隣接面への歯ブラシの当てかた例

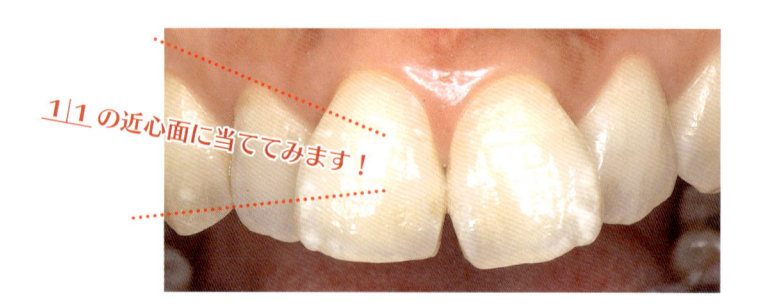

1|1の近心面に当ててみます！

Key Point 1歯ずつねらって、毛先を部分使いで当てよう！

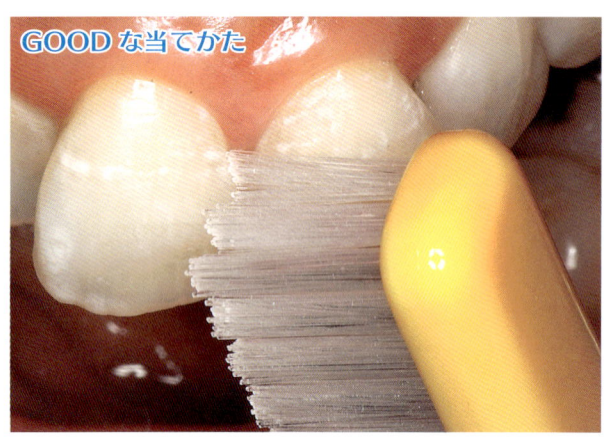

GOODな当てかた

|1の近心面を磨いています。歯頸部から切端の傾斜に毛先の脇1列を合わせていきます（毛先を歯間に押し込まないように注意！）。とても狭いところには、このように歯ブラシの脇1列だけを使います。

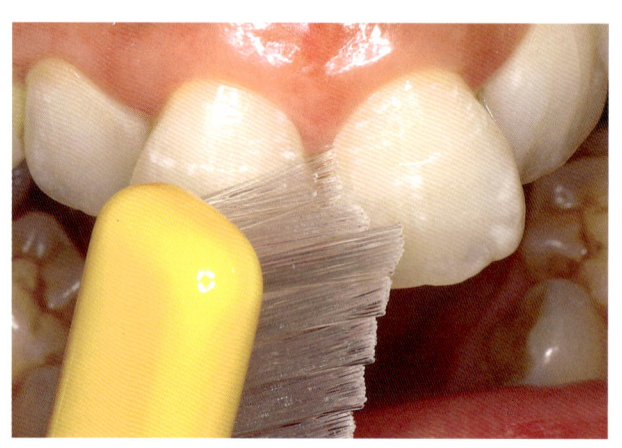

1|の近心面は、右側と同様に、毛先の脇1列を歯の丸みに合わせて当てます。力が入ると毛先が割れてしまうことがあるので注意しましょう！

1日目で歯を観察した結果は、ここに活きてくるんですよ〜！

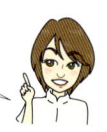

Key Point 隣接面は毛先を突っ込んでは磨けません！

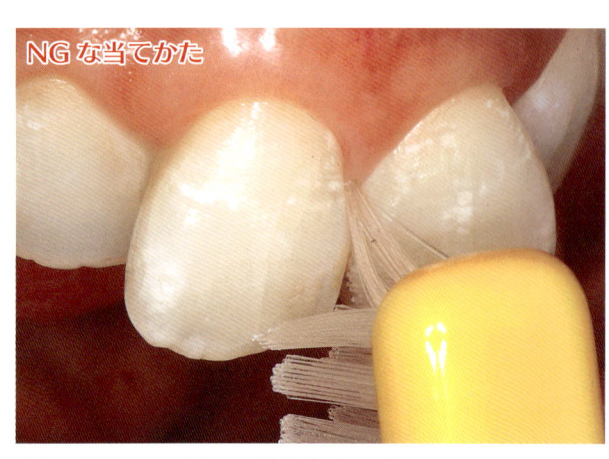

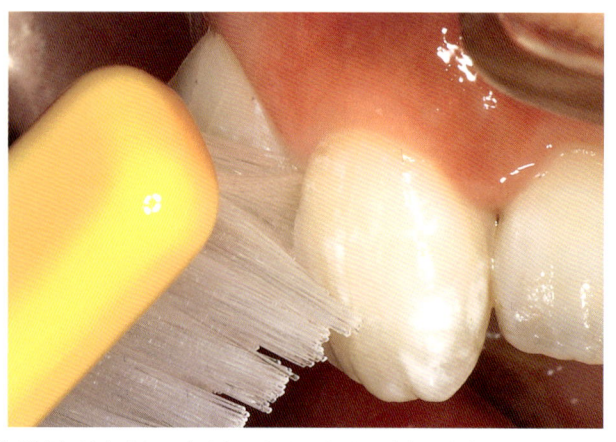

NGな当てかた

毛先を歯間に突っ込むと、隣接面を毛の側面でこすることになり、毛先が当たりません。磨けないだけでなく、毛先で歯肉を傷つけてしまいます。

原則2 "軽い適度な力"とは？

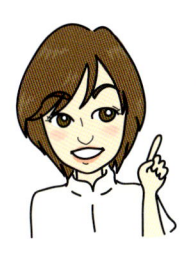

いくら毛先を歯面に当てる角度が正しくても、力を入れすぎると毛先が開いてしまい、プラークはきちんと落ちません。毛先の弾力やしなりをうまくいかせる力加減を体得しましょう。

力加減の説明は、実はいちばん難題です。人それぞれ感覚が違いますから……。しかしいくつか目安はあります。

①軽く歯ブラシを持つ（肩や握る指先の力を抜く）
②毛先が開かない程度に当てる（毛先を歯面に押しつけない、歯間に入れない）
③動かしたとき、シャカシャカと歯ブラシから音がする

どうですか？　力をイメージできましたか？

Key Point　力を抜いて歯ブラシを持ちましょう！

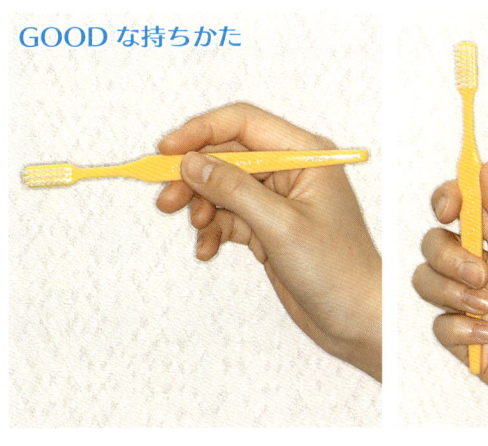

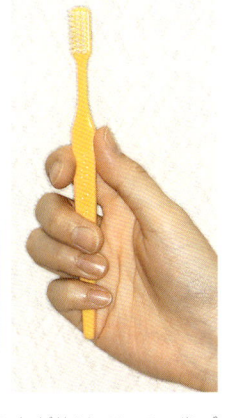

GOODな持ちかた

NGな持ちかた

このように持つとは限りませんが、指先の力が抜けていて、歯ブラシをふわぁ〜と保持していることに注目してください。軽く持つことで、歯ブラシを自由に持ち替えることができます。

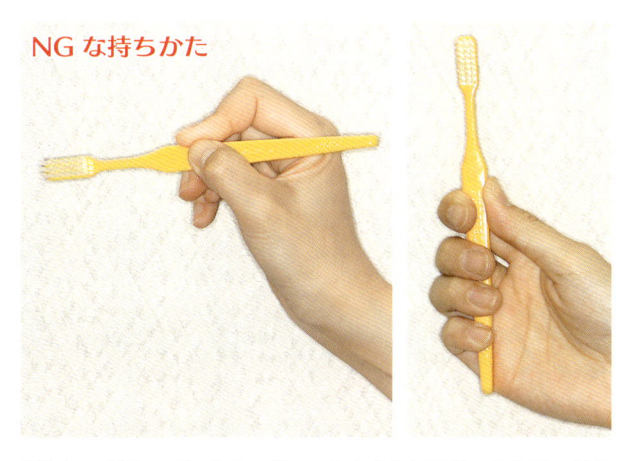

指先に力が入っています。ギュッと力を入れて持つことで、保持する親指や人差指が白くなっています。

Key Point　歯面で毛先が開かない力加減を意識しよう！

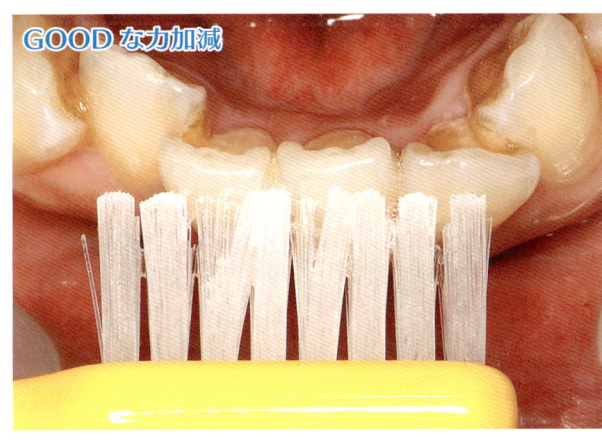

GOODな力加減

NGな力加減

毛先は押しつけず、ただ歯面から離れないように当てているくらいのほうが、効率よく動きます。

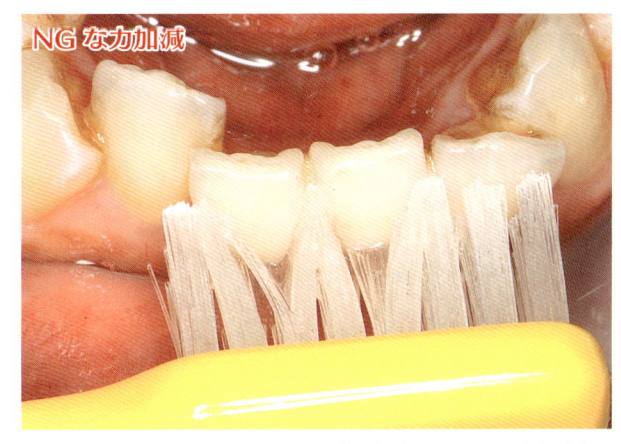

歯面への当てる角度はよいのですが、力が入りすぎて毛先が歯面に押しつけられています。これでは毛先に動きが出ません。

原則3 "適切なストローク"とは？

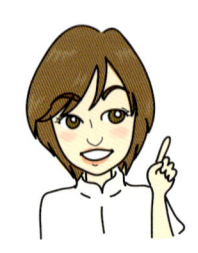

歯ブラシは、毛先が動くことでプラークを除去します。つまり、ある程度の動きの幅（ストローク）が必要なのです。軽い適度な力（原則2参照）でストロークすると、シャカシャカと軽やかな音がします。

「目で見て、音で聞いて、歯肉で感じて、舌で触って確認！」のように、感覚をフル活用して練習することが、適切な磨きかたをマスターするうえでの近道です。

GOODなストローク幅

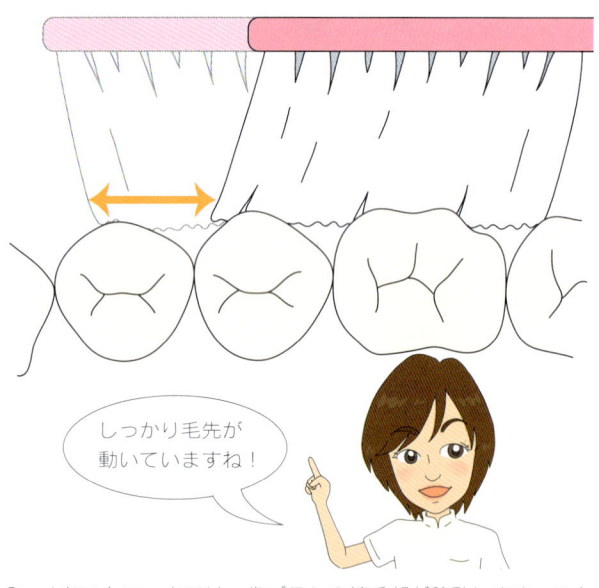

しっかり毛先が動いていますね！

Goodなストロークでは、歯ブラシの植毛部が移動します。ストロークの幅が出ることで毛がしなり、毛先がプラークを絡め取ります。

肩、肘、手首、歯ブラシを持つ指先など、全身の力が抜けているようがわかります。口腔周囲筋、表情筋もリラックスしてますね。歯ブラシの持ち替えもしやすく、毛先も楽に軽い力で動かせます。

NGなストローク幅

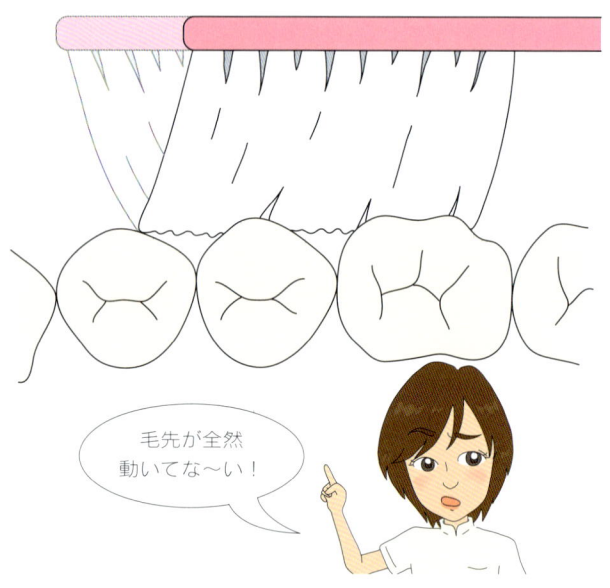

毛先が全然動いてな〜い！

歯ブラシを動かしていても、毛先が振動する程度では、毛先の弾力が活かされず、プラークは歯面からすっきり落ちません。

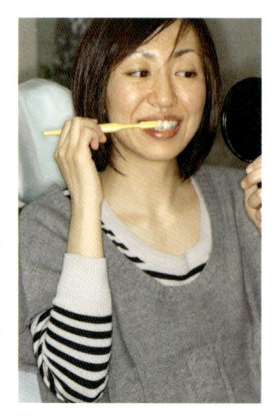

ていねいに磨こうとするあまり、手首や肘を固めると、肩や歯ブラシを持つ指先に力が入り、歯ブラシの毛先が自由に動きません。

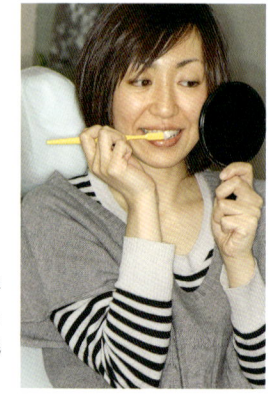

Key Point 手首や肘の力を抜いてブラッシングしよう！

毛先磨きの実践！
自分に最適な毛先磨きを考えてみよう

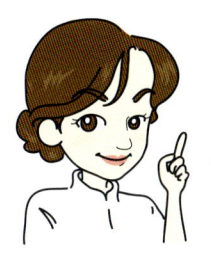

さて基本の磨きかた「毛先磨き」を理解したところで、いよいよ実践です。あなたの歯に最適な**毛先磨きによるブラッシング方法**を見つける練習をしていきましょう。

練習は、「今までの磨きかた」と「毛先磨きの原則」のどこが違うのかを考えながら進めることがポイントです。これまでの磨きかたから何を変えたらできるようになったのか、小さなことでも探求すること・発見することがブラッシングの上達につながります。

まずは１歯面への毛先の当てかたから練習しよう！

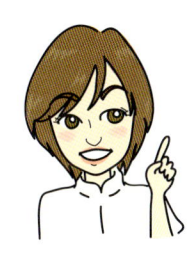

毛先磨きの３原則のうち、もっとも重要なことが歯面への毛先の当てかたです。立体的な歯面すべてに毛先を直角に当てることはとても難しいことです。

原則２のブラッシング圧も、原則３のストローク幅も、どちらも毛先が歯に当たらなければ意味がありません。まずここでは、あなたの歯面に毛先をどう当てるかを考えてみましょう。

どの歯面で確認しますか？

では渡部さん、どの歯面で毛先の当てかたを確認してみますか？

1|の歯頸部で確認してみます。ここはあまり意識して磨いていなかった場所でしたから。本当は2 1|でやってみたいけれど、隣接面は難しそうだし……。

1|は見やすい歯ですから、毛先の当たりかたを確認するには最適かもしれませんね。
まずは**歯ブラシを動かさないで、毛先が直角に当たっているかどうかだけチェック**してみましょう。

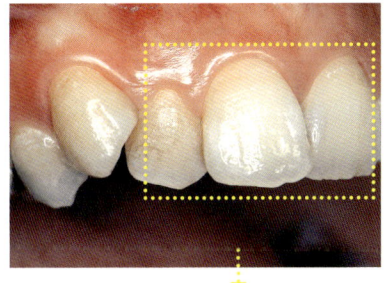

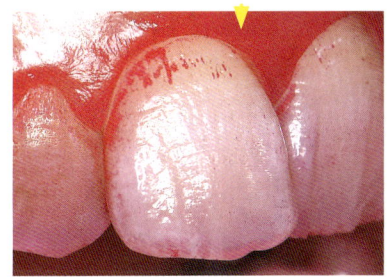

渡部さんは 2 1|のブラッシングをマスターしたかったのですが、まずは簡単そうな 1|を選択しました。

毛先が直角に当たっているか確認しよう

- 毛先は直角に当たっていましたか？
- うーん。歯ブラシの背が邪魔で、どう当たっているか全然わかりません。
- ……どう？　当たってる？
- だから毛先が見えないんです……あ！　**鏡の角度を変えると、毛先が見える！**
- よく気がつきました〜。その発見が大事なのよ！

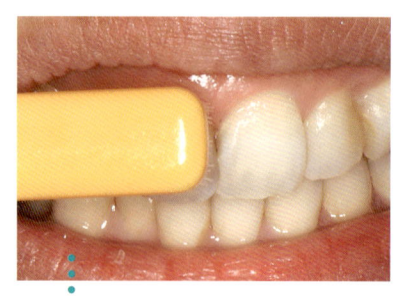

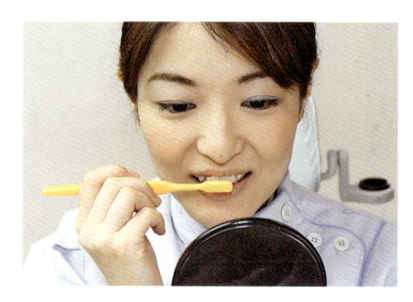

いつもどおりに歯ブラシを歯頸部に当ててみましたが、歯ブラシの背が邪魔で、毛先がどのように当たっているか、わかりません。

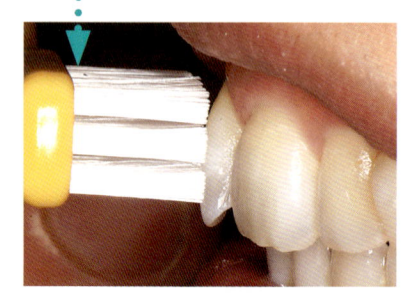

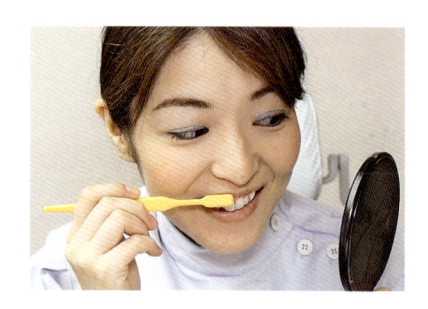

鏡を左にずらしてみると、毛先と歯面の位置関係が一目瞭然！　「歯頸部に毛先が当たっていなかった〜！」

Key Point　百聞は一見にしかず！

歯面に毛先を当てているつもりでも、実際に見てみると、渡部さんのように当たっていないことが結構あるんです。プラークが残ってしまう原因追求のためにも、毛先が見える鏡の角度が見つかるまであきらめずに鏡をのぞいてみましょう！

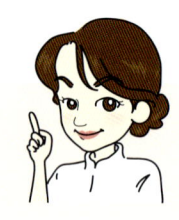

歯の形・歯面の凹凸などをイメージしながら毛先を当ててみよう

- それでは毛先を当ててみましょう！　歯ブラシを一度はずして指で歯面を触ってみると、渡部さんならではの歯の形が見えてきますよ。
- 指で触ってみるとイメージが変わりますね。歯頸部の豊隆や遠心への捻転の度合いがつかめたような気がします。
- では歯の形をイメージしながら毛先を当ててみましょう！

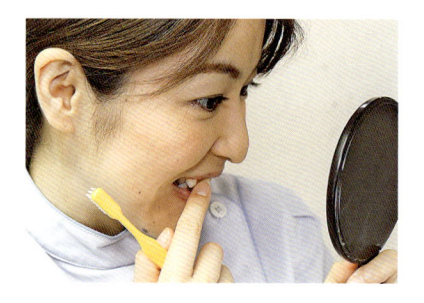

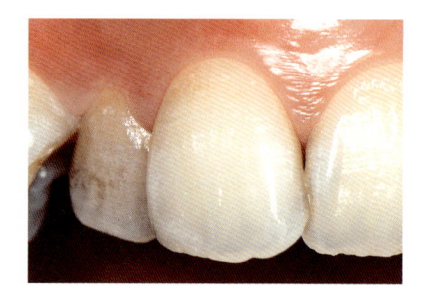

実際に歯面を指で触ってみると、思わぬ発見があることも！　渡部さんは歯頸部の豊隆と遠心への捻転の度合いを知り、何かを得たようです。

歯頸部への毛先の当てかた

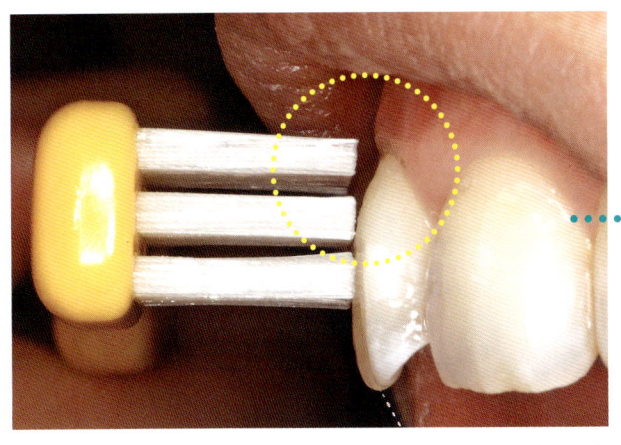

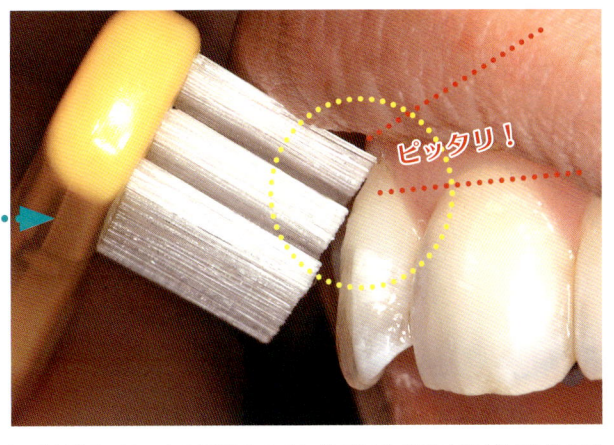

歯面に合わせながら歯ブラシの位置を探してみたら、私の 1 の歯頸部には、右の写真のように歯ブラシの脇1列だけを使えばうまく毛先を直角に当てることができました！

隣接面への毛先の当てかた

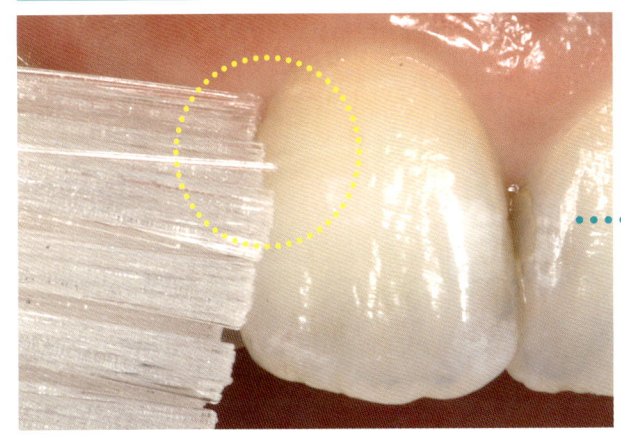

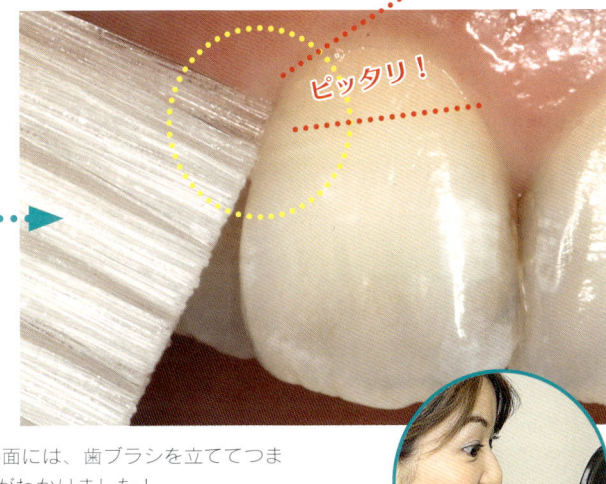

難しそうだった隣接面もやってみました！ 私の 1 の隣接面には、歯ブラシを立ててつま先の1束だけを当てると、歯面に毛先が直角に当たることがわかりました！

Key Point 歯ブラシが当たらなければ落ちません！

ばかばかしいくらいシンプルな原則ですが、けっこう皆さん忘れがちです。渡部さんのように普段のブラッシングを見直してみると、毛先が当たっていないことに気がつくはず。プラークが残っているからといってやみくもにブラッシングするのではなく、「どうして残ったのか」、「なぜ落ちないのか」の原因を自分で見つけることで、プラークを落とす毛先の当てかたを発見できるものです。

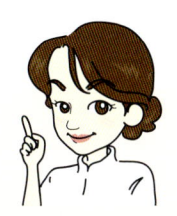

Key Point　あなたなりの当てかた、見つけよう

　39ページの渡部さんの例を見ていると、「歯頸部には歯ブラシの脇1列、隣接面には歯ブラシを立てて磨けばいいんだ」と思ってしまうかもしれません。でも、ちょっと待ってください！　大切なのは、歯面に当たる毛先の角度です。歯面に直角に当てるという原則さえ守れば、歯ブラシをどこから入れてもいいのです。

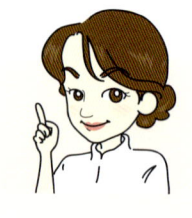

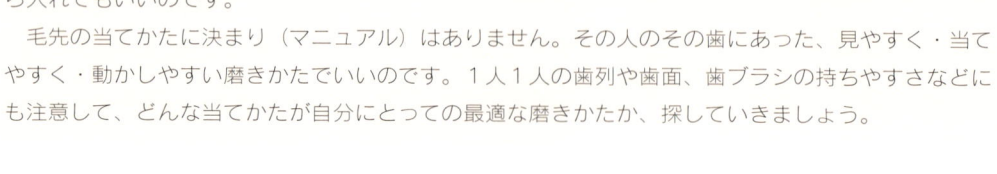

　毛先の当てかたに決まり（マニュアル）はありません。その人のその歯にあった、見やすく・当てやすく・動かしやすい磨きかたでいいのです。1人1人の歯列や歯面、歯ブラシの持ちやすさなどにも注意して、どんな当てかたが自分にとっての最適な磨きかたか、探していきましょう。

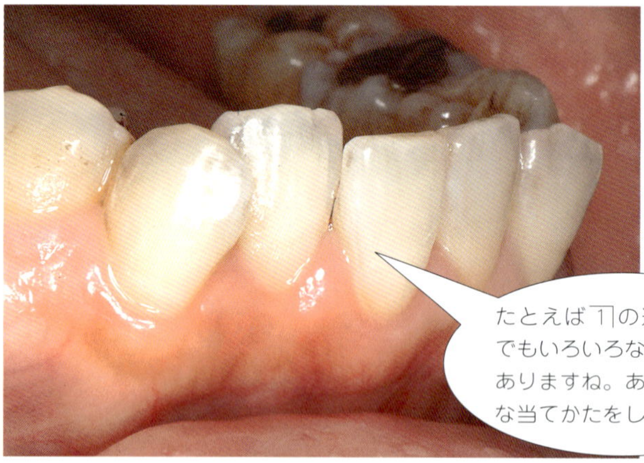

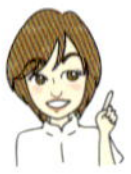

歯ブラシの刷掃面をつま先・かかと・脇・角のように使い分けると、あらゆる歯面に毛先を直角に当てることができますよ！
部分使いをする際には、歯ブラシの持ちかたや挿入方向も、固定観念にとらわれることなく自由に探してみましょう！

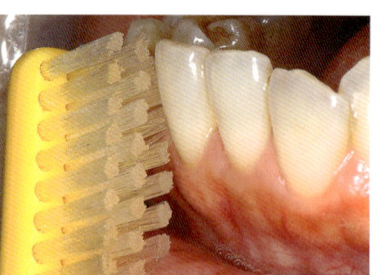

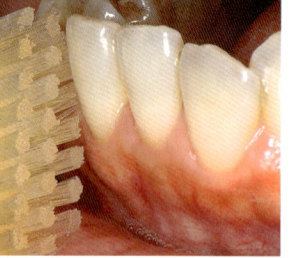

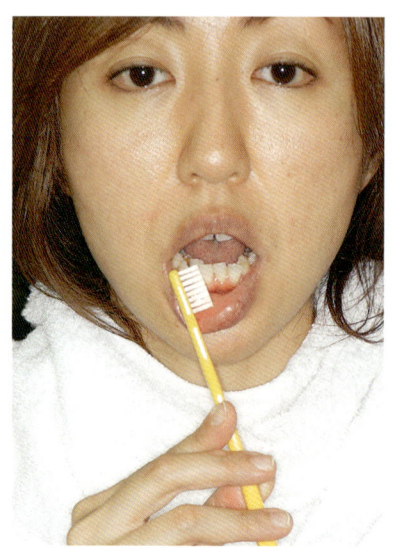

たとえば｢1｣の遠心面だけでもいろいろな当てかたがありますね。あなたはどんな当てかたをしますか？

歯ブラシを下から挿入し、つま先側の脇1列を遠心面の傾斜に合わせて当てている例。

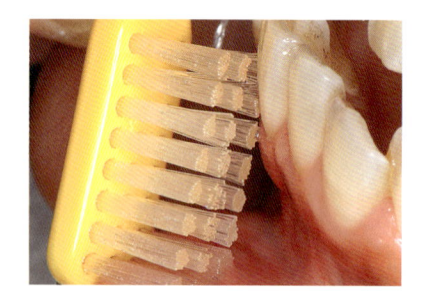

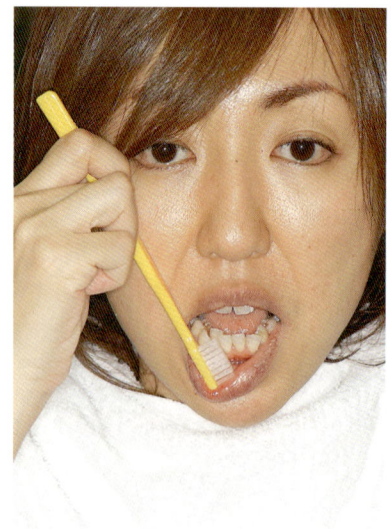

歯ブラシを上から挿入し、歯ブラシの植毛部先端で口唇を排除しながら、かかと側の脇1列を当てている例。

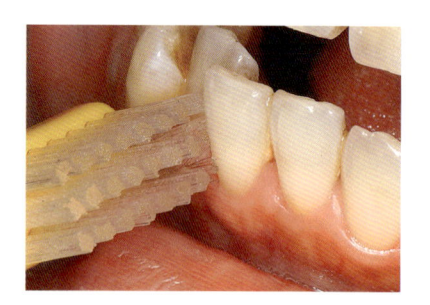

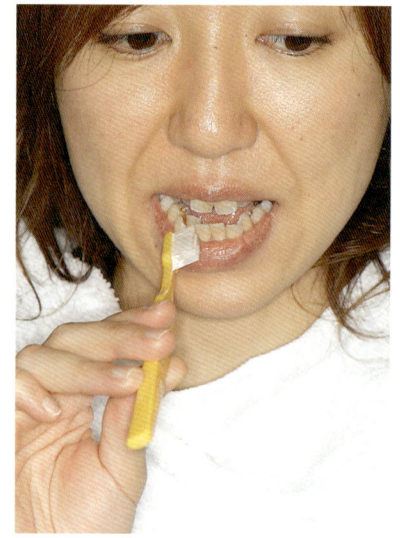

歯ブラシを横にして、毛先のつま先部分を遠心面に当てている例。押しつけないように軽い力で当てています。

"適度な力"の加減を体感しよう！

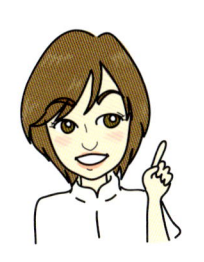

適度な力（ブラッシング圧）とは、
① 毛先の弾力のようすを確認する
② 毛のしなり（弾力）を利用し、毛先が開きすぎないように当てる
ことがポイントです。

歯ブラシの動かしはじめは適切な力加減でも、磨いているうちについ力が入り、大きく毛先が開いてしまうことがあります。
鏡で毛先の状態を確認しながら、最適な力を探しましょう。

動かしながらブラッシング圧を確かめよう

では、実際に歯ブラシを当ててみましょうか。直角は探せますよね。鏡で見ながら、そのままいつもどおりに動かしてみてください。

あら～。私の磨きかたって、けっこう毛先が開いていますね。ブラッシング圧が強いんだ！

「毛先が歯面に触る程度の圧」がポイントなんですが……軽すぎてもダメ、強すぎてもダメなんです。結構難しいでしょ？
適度な力で磨くと「シャカシャカ」といい音がするので、その音を目安にするといいですよ。

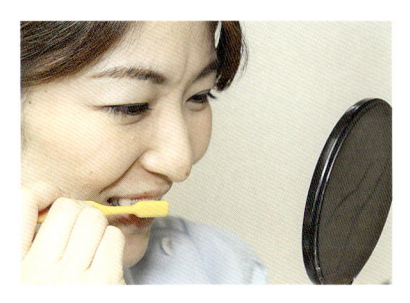

「結構難しい～！」

練習前後のブラッシング圧のちがい

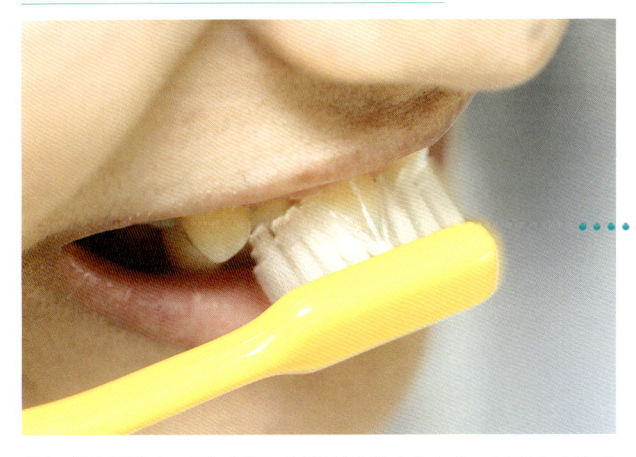

これまでのブラッシング圧。毛束が大きくたわみ、毛先も大きく開いています。これではプラーク除去効率が低下します。

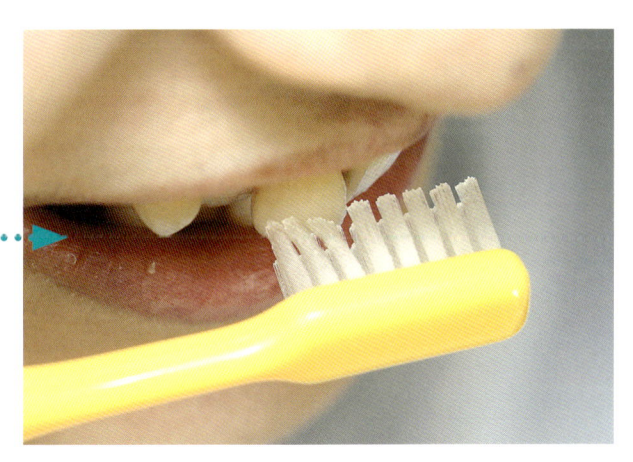

練習の結果マスターしたブラッシング圧。シャカシャカといい音がしました。「この感触、忘れないようにしよう！」

"適切なストローク"を考えよう！

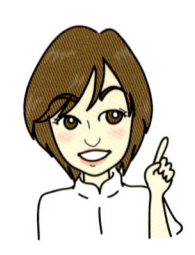

36ページでお話したように、プラークを効率よく落とすためにはある程度のストローク幅が必要です。しかし不用意にストロークすることで歯肉に傷をつけてしまったり、歯肉に毛先が乗ってしまうことで 歯頸部ぎりぎりのひとすじのプラークが落とせないといったことも起こりえます。

毛先の往復運動ばかりにこだわらず、どんな動きをしたら歯肉を守りながら毛先が有効に働くかを工夫してみましょう。

ストロークは往復とは限らない

当てる角度もOK、ブラッシング圧もマスターしましたから、今度はストロークの練習です。渡部さん、毛先、動いてる？

うーん。動いていないのはわかるんですが、毛先を動かそうとすると、歯肉に傷がつきそうでこわいんですが……。

なるほど〜。遠心面すべてを一度に磨かなくてもいいんですよ。どういう方向に動かしたら歯肉に当たらないか、探してみましょう！

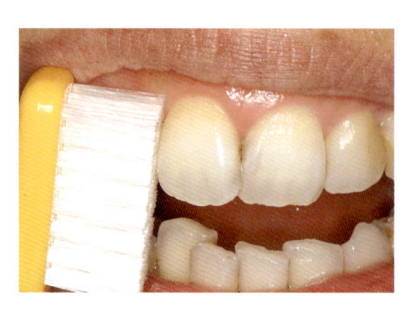

隣接面を磨いていますが、このままストロークすると、歯肉に傷をつけてしまいそうです。

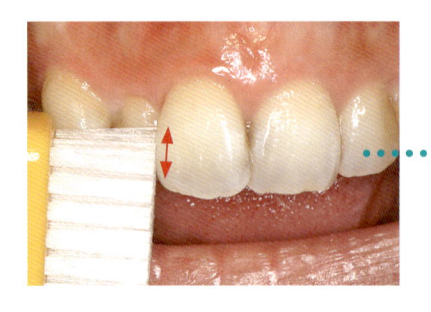

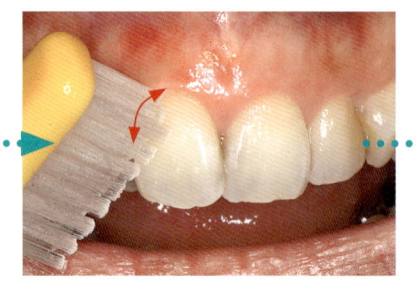

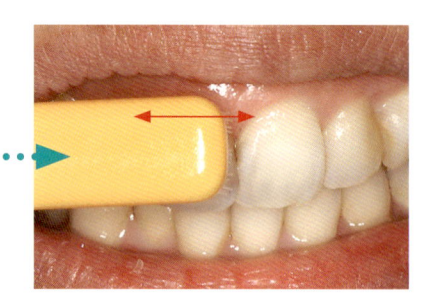

磯崎さん、わかりましたよ！ 隣接面から歯頸部にかけては何回か歯ブラシの角度を変えてストロークすれば、歯肉を傷つけることなく全体的にブラッシングすることができます！

ストロークは、往復運動だけじゃなくてもいいんですよ。引き下げる・引き上げるといった一方向のストロークや、小さく円を描くような動きでも、毛先が動いていればプラークはしっかり落とせますよ。

Key Point　歯肉に毛先を当てる？　当てない？

毛先が歯肉に強く当たりすぎると、歯肉には傷がついてしまいます。だからといって、歯肉に当てないようにしすぎるのは考えもの。歯肉の状態によって傷つきやすさは異なるので、付着歯肉の幅や歯肉の厚みなどを考慮しながら、ストロークの幅や方向を見つけましょう。

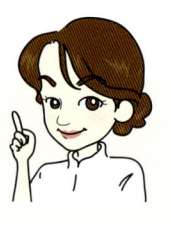

2日目　観察力 —毛先磨きの基本を学ぼう—

毛先磨きが身についたかどうか Let's Try!

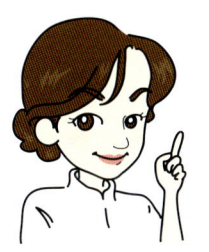

毛先磨きの基本はマスターできましたか？　それでは本当に毛先磨きの基本が身についたかどうか、実際にプラークを歯面にためて赤染めし、落としてみましょう！

染まったプラークがきちんと落とせるようになっていれば、毛先磨きの基本はマスターしたことになります。1日目に選んだ部位（24ページ）を赤染めして Let's Try！

■ 対象歯のプラークをためてみよう

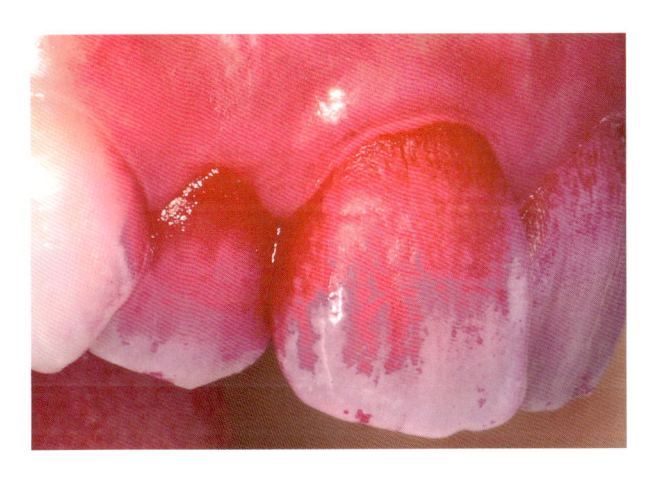

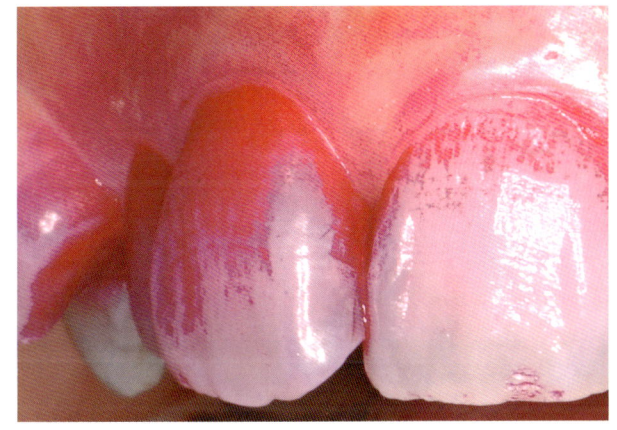

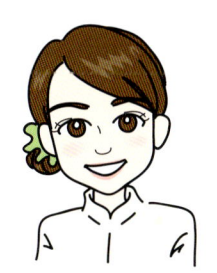

ここまで 1 で毛先磨きのトレーニングをしてきたので、この 1 をきれいに磨きあげたいと思います！
そこで今日のテストのために、1 周囲だけ3日間ブラッシングを中止しました。うっかり磨いてしまいそうになりましたが、がんばりました！　想像以上にプラークがたまっていたので、驚きです。
このプラークを、毛先磨きでバッチリ落としてみせます！

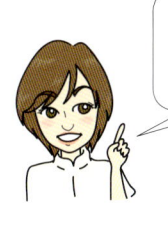

1日目に磨き残していたところも、4〜5回のストロークでさっと落とせると思いますよ。

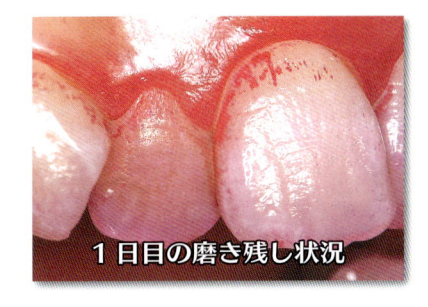

1日目の磨き残し状況

43

Let's Try！　毛先磨き

唇面・歯頸部中央に Try！

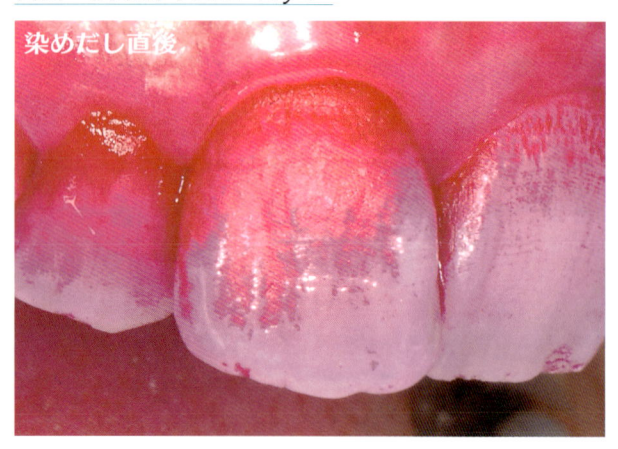

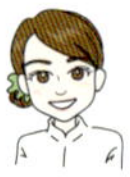

染めだし直後

こんなにたまったプラーク、本当に落とせるのかしら。

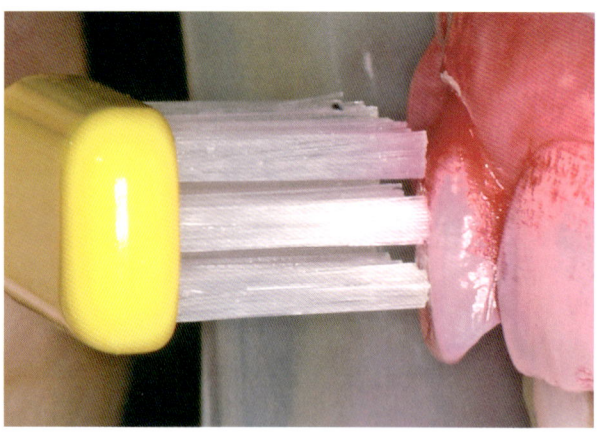

まずは唇面に挑戦です！
毛先磨きの原則に忠実に、歯面に直角になるように毛先を当てて、毛束がしなる程度の力でストロークしました！

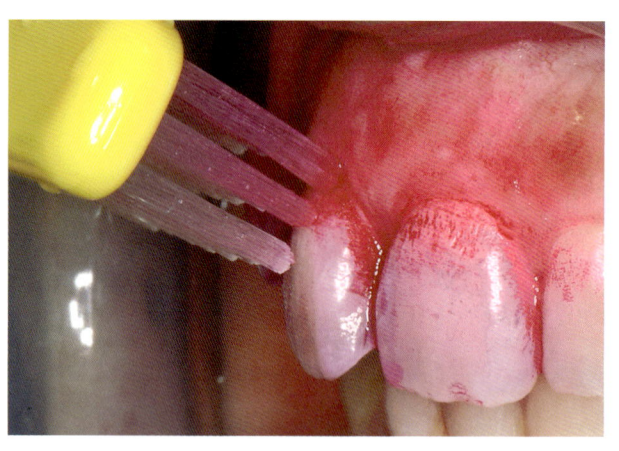

次に歯頸部中央です！
私の歯頸部には豊隆があるので、歯ブラシの脇１列だけを使ってブラッシングすると、歯頸部にピッタリ毛先をあわせることができました。

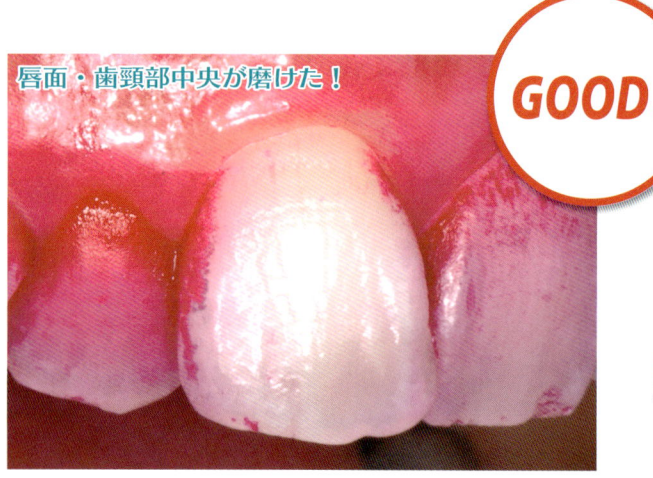

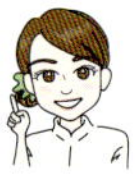

唇面・歯頸部中央が磨けた！　**GOOD！**

やった！　たった５往復のストロークで落とせた！

近心面に Try！

近心面に毛先が当たるように歯ブラシの角度を変えることがポイントでした。歯面の丸みをイメージしながら毛先を当てていきます！

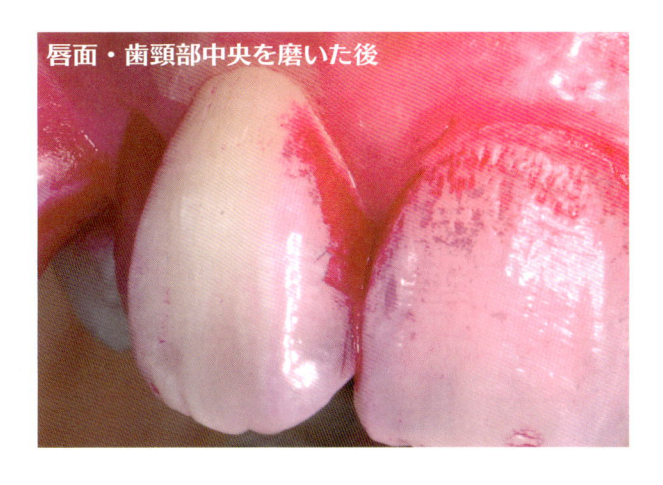

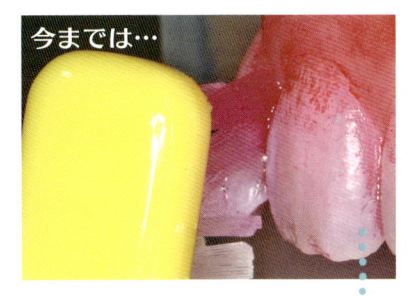

唇面・歯頸部中央を磨いた後

今までは…
近心面ではなく歯間に向かって磨いているように見えます。

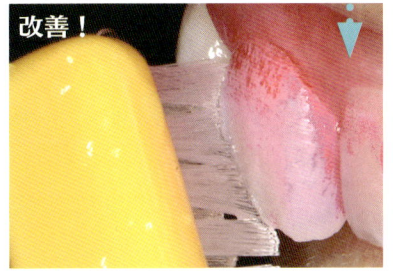

改善！
毛先が|1に邪魔されないように、うまく避けて当てました。

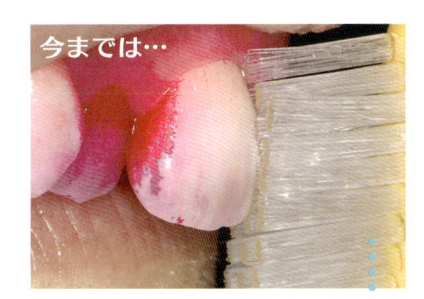

今までは…
無造作に歯ブラシを縦にしているだけでした。

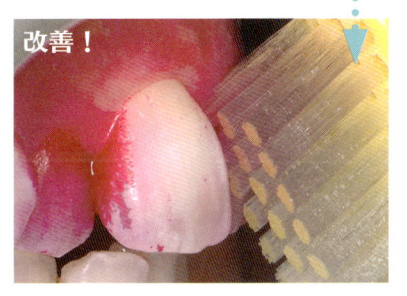

改善！
毛先の先端を近心面にしっかりと向けて、ピタッと当たるところを探してみました。

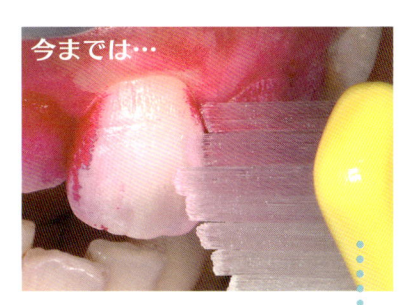

今までは…
近心隅角のさらに奥までは意識していませんでした。

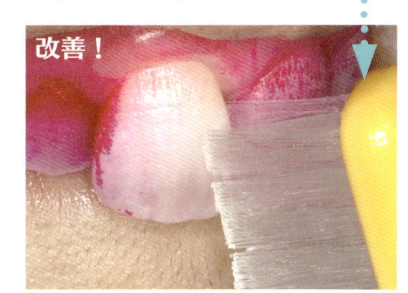

改善！
毛束では届かないので、数本の毛を使い、ていねいに動かしてみました。

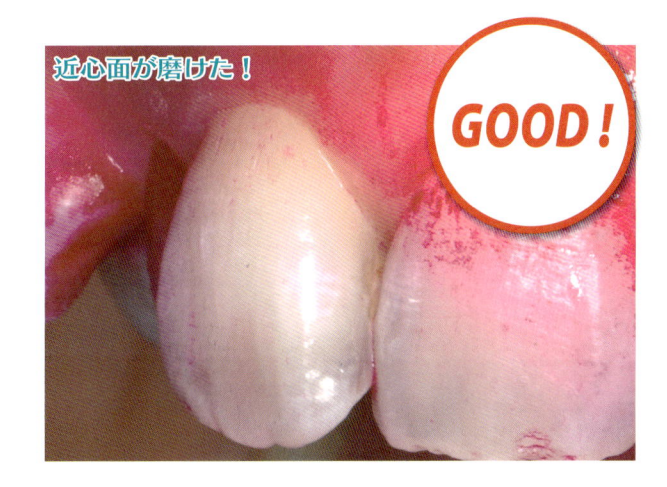

近心面が磨けた！ GOOD！

狭い歯面でも、「ピッタリ」「パラパラ」がキーワードね！

遠心面に Try！

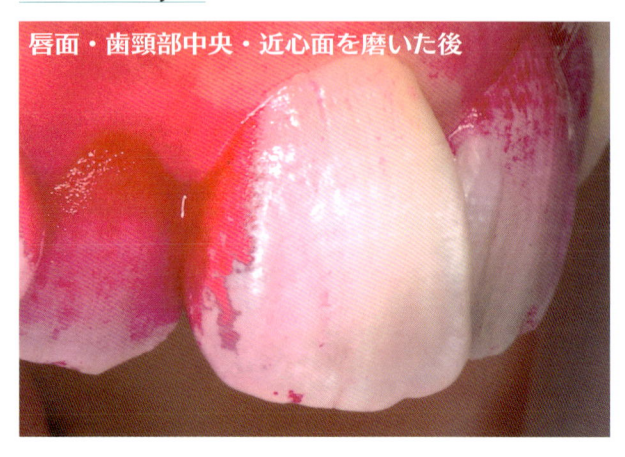

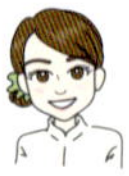

唇面・歯頸部中央・近心面を磨いた後

よーし！ 最後の一面にチャレンジ！
ここは磨き残しがいちばん多かったところだけど、今の私なら……

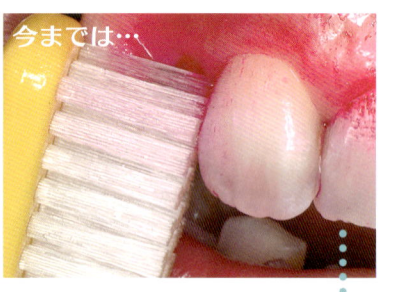

今までは…
切縁から歯頸部遠心にかけての傾斜は意識していませんでした。

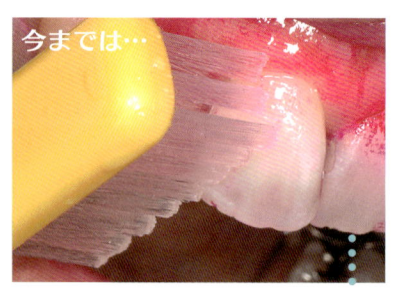

今までは…
3 2| に邪魔されて毛束が歯面から浮いていました。

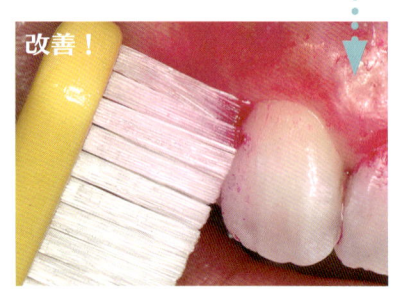

改善！
傾斜に合わせて歯ブラシの角度を少しずつ変えていきました。

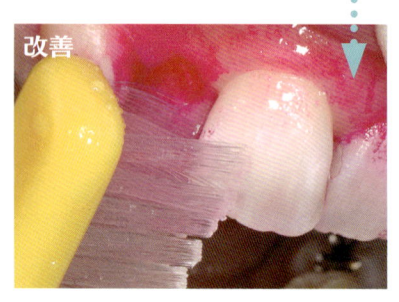

改善
歯ブラシを立てて、3|をよけながら磨きました。

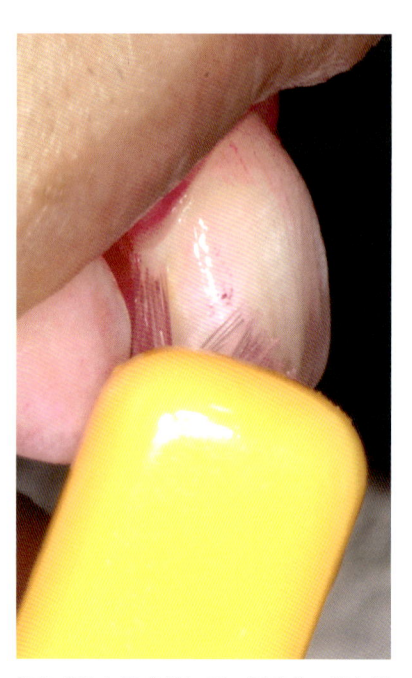

毛先のひと束を用いて、最後の一線を落としていきました。

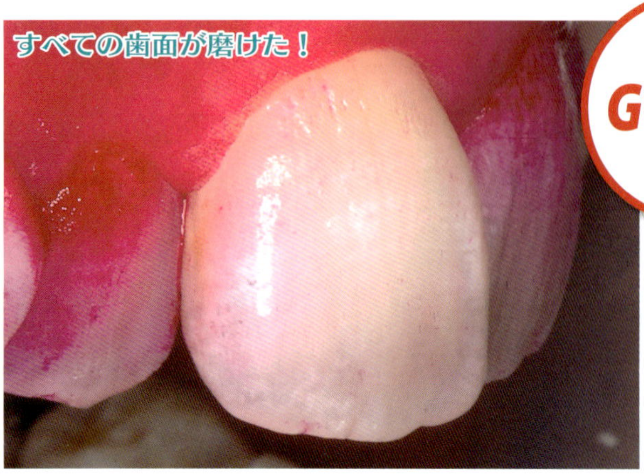

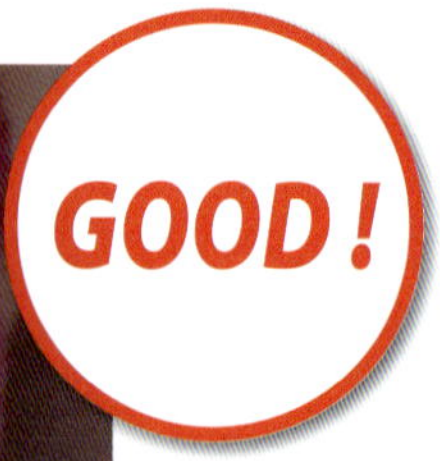

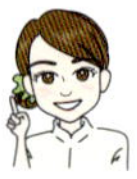

すべての歯面が磨けた！

GOOD !

きちんと落とせたかどうか、確認染めもしてみました。
しっかり落とせていたので、もう染まりません！
毛先磨きの基本はバッチリです！

2日目　観察力 ―毛先磨きの基本を学ぼう―

いつでもできる！
鉛筆を使った毛先磨きの練習法

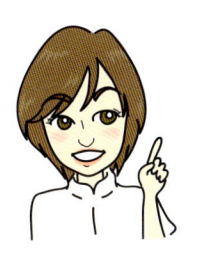

プラークをためない＆赤染めしなくてもできる簡単な毛先磨きの練習法をご紹介します。
　この方法は、毛先磨きができているか確認したいところに鉛筆で印をつけ、それを歯ブラシで落とすというものです。

鉛筆の硬さはBを用います。Bでつけた印を落とすときの感覚は、プラークを落とすときのそれと似ています。なお、鉛筆には有害な物質は含まれていないので、安心して使えます。
　ぜひ何度でもやってみましょう。

まずは見やすいところで直角・力加減・ストロークをチェック！

STEP1　歯面に鉛筆で印を描きます

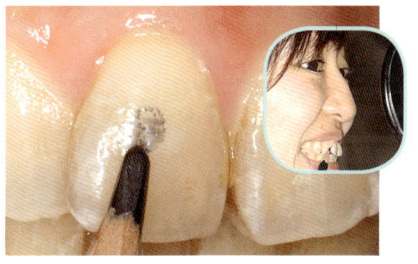

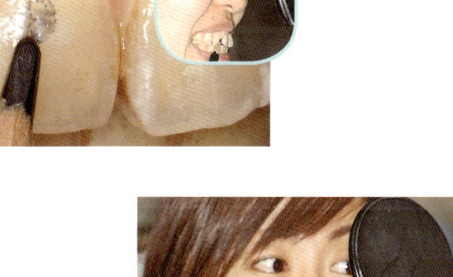

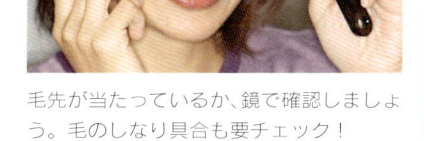

STEP2　毛先を直角に当てて、印を落としてみよう

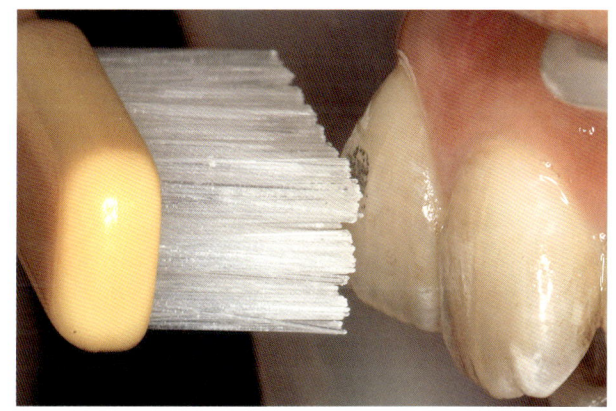

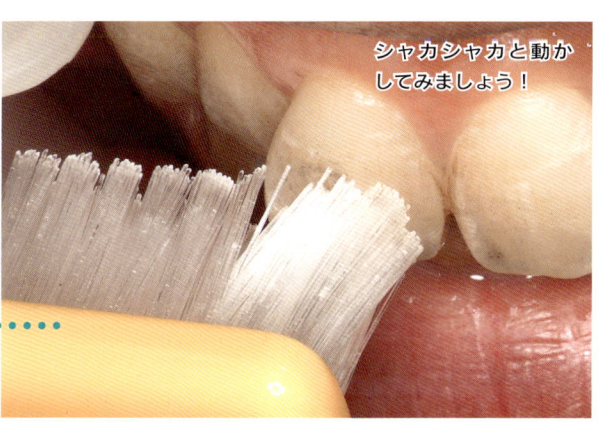

毛先が当たっているか、鏡で確認しましょう。毛のしなり具合も要チェック！

シャカシャカと動かしてみましょう！

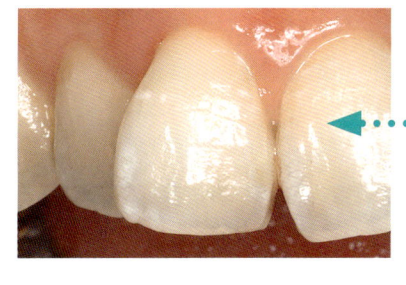

3つの原則をうまく実現できれば、4〜5回のストロークで落とせます！

1日目　観察力
2日目　磨き力
3日目　応用力
4日目　継続力
5日目　指導力
6日目　人間力

47

歯の曲面をイメージしながら磨いてみよう！

STEP3 歯の曲面に沿ってラインを描き、それを落としてみよう

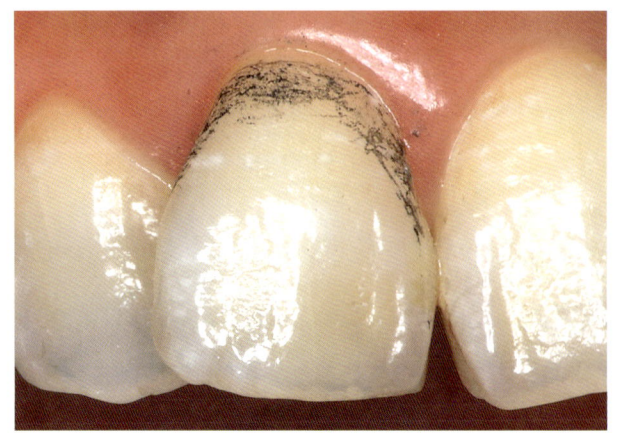

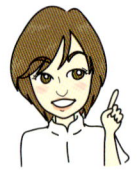

遠心から中央部、そして近心までぐるりと鉛筆でラインを描き、原則に従って落としていきましょう！
私の 1|1 は捻転しているのでひと工夫必要です。

遠心面から挑戦！

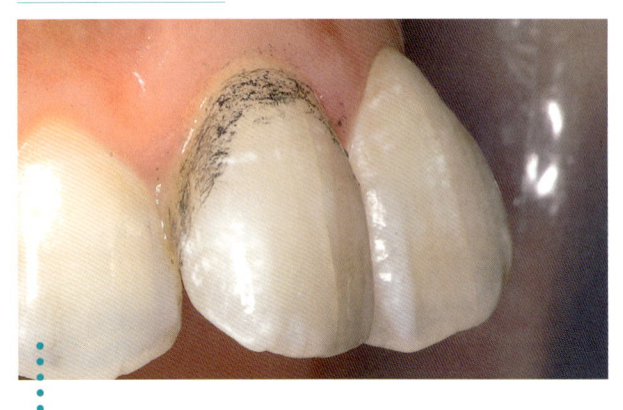

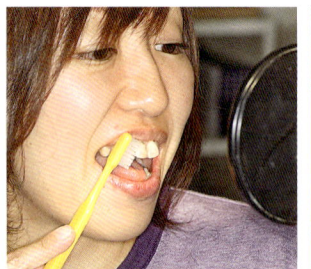

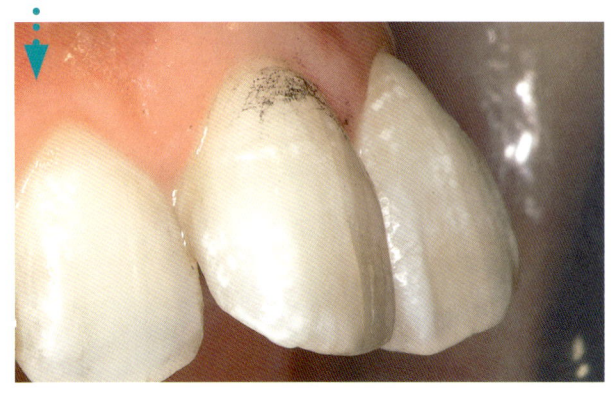

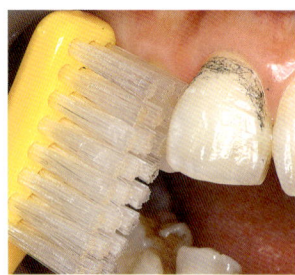

鏡を使って遠心面をよく見てみましょう。首を左に向けると見やすくなりますよ。見えたら、歯ブラシの毛先をうまく鉛筆のラインに当ててみましょう。

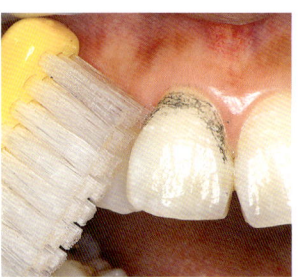

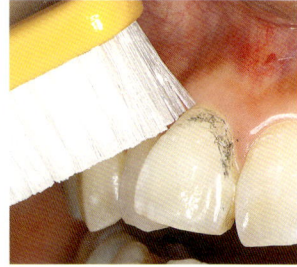

毛先を当てることができたら、あとはラインから毛先が離れないように、歯面のカーブに合わせて歯ブラシの角度を変えていきましょう。毛先を押しつけないように動かすことがポイントです！

歯ブラシの毛先が当たったところだけ、すっきりきれいに落とせました！

歯頸部中央&近心面に挑戦！

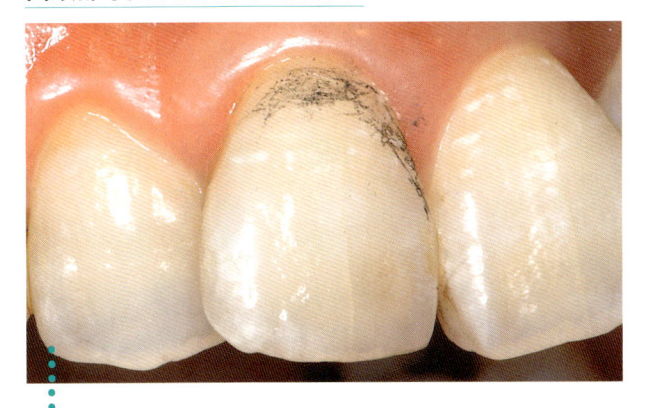

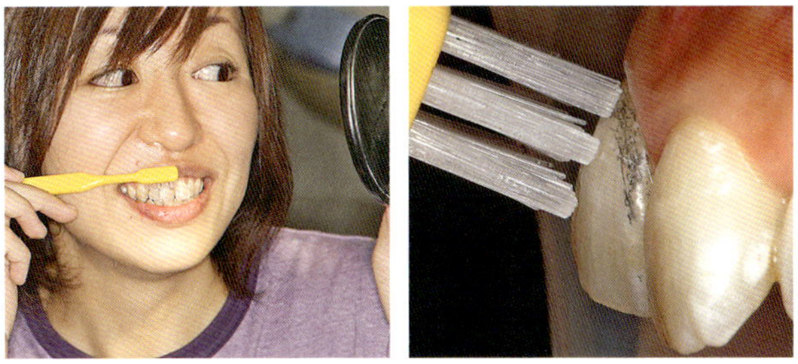

歯頸部中央も鏡の見かたが大切！　鏡を少し上に持っていくと、よく見えるようになります。直視できれば、歯面と毛先を直角関係にすることは簡単にできますね！

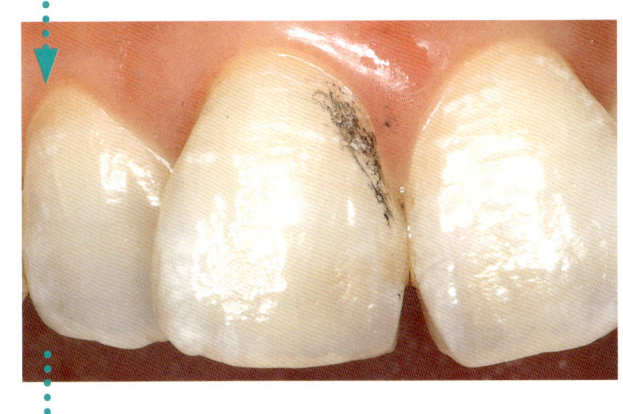

歯頸部中央がすっきり落ちました。引き続き近心面に挑戦です！

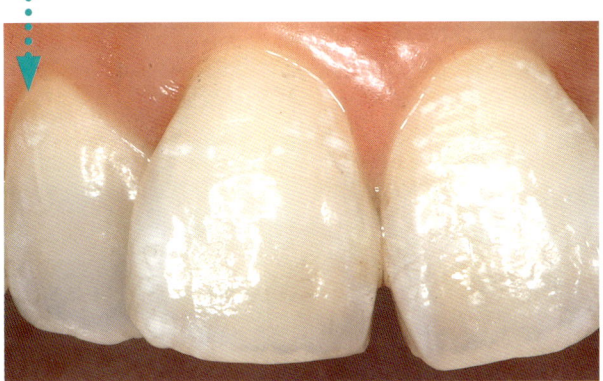

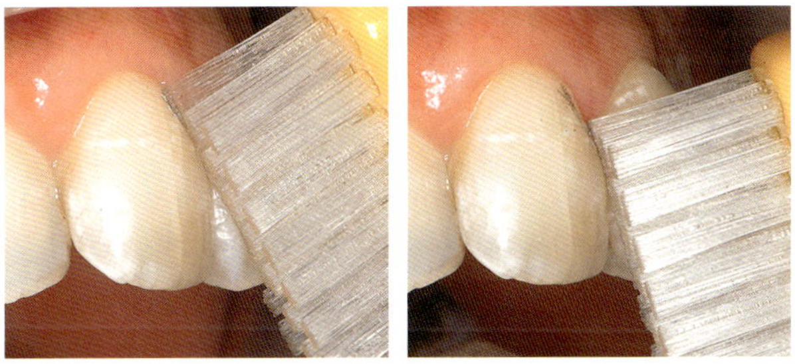

近心面は見やすい場所ですが、毛先を当てるときは要注意！　|1 を避けて歯ブラシの毛先を当てましょう。歯間に毛先を押し込まないように力加減に気をつけながら歯ブラシを動かします。

近心面もしっかり磨けました！

Key Point 「自分の腕前チェック」はいつでもできる！

　磨きかたの習得には、感覚的な要素が多々あります。1度できたり、理解したと思っても、いつのまにかその感覚は鈍ってしまうので、私も日ごろから自分の腕前をセルフチェックしています。そんなときに、この方法は便利です。何度でも手軽にくり返し練習できるのでおすすめです。もちろん患者さんへのブラッシング指導でも、赤染めのかわりに使ったりしています。

　なお、歯面の形態を意識しながら鉛筆で印をつけると、歯ブラシの毛先を当てるときの参考になります。いろいろ活用できる練習法なので、ぜひお試しください！

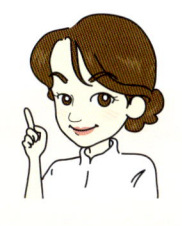

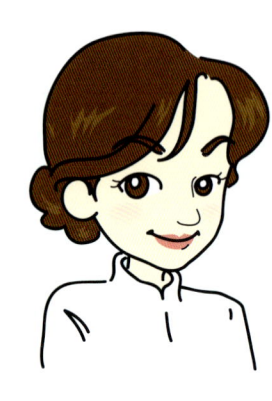

おつかれさまでした！

おつかれさまでした！　2日目はいかがでしたか？
「目からうろこが落ちた！」
「一線残っていた隣接面の赤染めが落とせた！」
「学校で習ったのと違う……。」
「鉛筆を落とすのはゲームみたいでおもしろい！」
「歯ブラシって、すごい道具！」
2時間目を終えると、こんな感想を持たれるのではないでしょうか。

効率よく確実にプラークを落とせる磨きかたである"毛先磨き"は、原則を100回聞く・見るよりも、一度自分で磨きかたを練習してみることで、「この磨きかただときちんと落とせる」と実感することができます。

今回は、3原則である
1．歯ブラシの毛先を歯面に直角に当てる
2．軽い適度な力
3．適切なストローク

に基づき、前歯でくり返し練習しました。これは基本をマスターすることがねらいです。基本をマスターすることで、他の歯であっても、"歯面をきちんととらえ、毛先を当て、動かす"ことができるようになります。

私たちのなかには、矯正装置を装着した状態で毛先磨きの基本を応用し、プラークをすべて落としきった歯科衛生士がいます（☞30ページ参照）。基本がわかっていれば、どんな状態でも通用するのが毛先磨きです。奥深いですよ！

前歯1本を染めても染まらないピカピカな歯面に磨けたときは、どんな気分でしたか？　きっと「満足！」「すごい！」「うれしい！」と感じたことと思います。「違う歯も磨いてみたい」って思ったでしょ！　意欲が湧いてきたはずです。モチベーションが上がってきたということは、"きちんと磨けるブラッシング"がおもしろくなってきている証拠。その体験、感動は、患者指導で活きてきます。

毛先磨きがじょうずになると、磨いている手つきや姿勢、歯ブラシの音も変わってきます。しなやかで軽やかな磨きかたは、指導者としてお手本になれますよ。

さらに3日目で解説する応用力で、自分のブラッシング技術とブラッシング指導者としての歯科衛生士の誇りを磨いていきましょう！

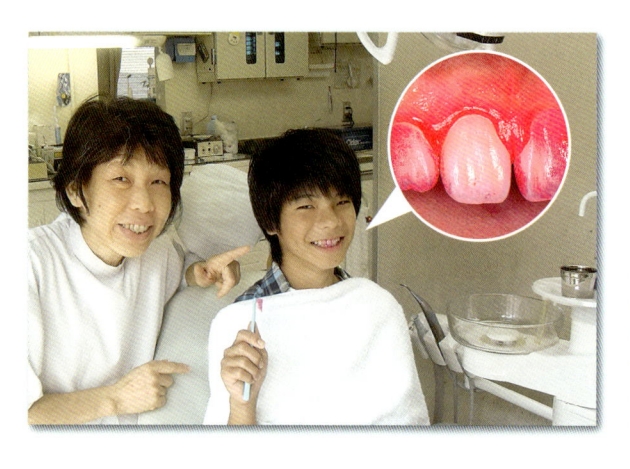

私は毛先磨きを習得するために、1本だけ"ピカッ！"ときれいにするという指導を取り入れています。写真は、3度目の確認染めをしたときです。確認染めのときは、「今度は染まらないかな？」と、患者さんも私もドキドキワクワク盛り上がります。きれいに落とせたときの笑顔は、何ともいえません。小さな達成感ですが、指導効果があります！

3日目

応用力
―すべての歯を磨いてみよう―

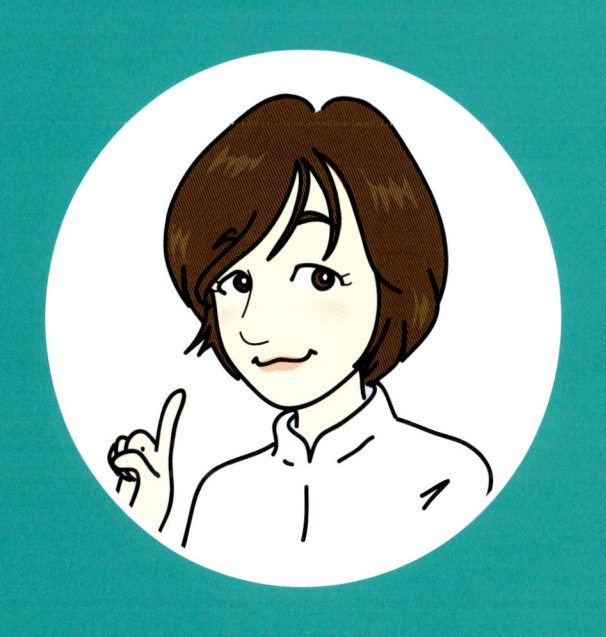

知っておくと便利！ 2つのテクニック

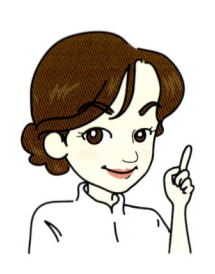

3日目は口腔内の各部位に毛先磨きを行う方法をご提案しますが、その前に毛先磨きの応用力をつけるうえで必要不可欠なテクニックを2つお伝えします。

1つは口腔内がよく見える鏡の使いかた、もう1つは臼歯部でも毛先磨きがしっかりできるようになる頬のストレッチです。

毛先磨きの原則をできるだけ順守するためにも、この2つをぜひ練習に取り入れてみましょう。

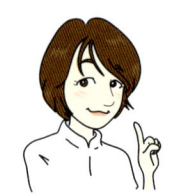

世川です。3日目は私が解説します！

テクニック1　よく見える鏡の使いかた"置き鏡"

磨く部位が変わっても、原理原則は変わりません。歯と毛先の関係をしっかり見ることができる鏡の位置を見つけることがポイントになります。

特に臼歯部は口唇や頬などで見えにくく、歯ブラシの入る範囲も限られて、動きも制限されるところ。ちょっとした工夫が必要になりますよ。

置き鏡にすれば口唇や頬も排除できる！

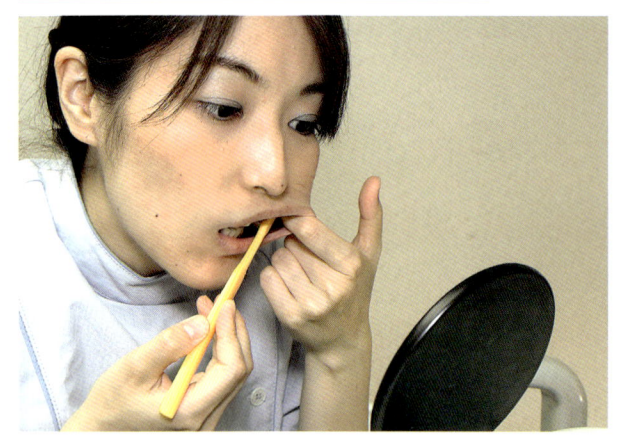

上顎小臼歯頬側面をブラッシングするために、置き鏡にして頬を排除しています。

ブラッシング部位が奥になるにつれて、毛先が歯面に当たるようすが見えにくくなります。そんなときは置き鏡を使うことをおすすめします。

置き鏡にすれば、鏡を持っていた手が自由になるので、口唇や頬の排除などができるようになります。

なお、置き鏡のときも「見える位置を探す」ことは共通なので、しっかり毛先を見ながら練習してみましょう！

手鏡にも置き鏡にもなる鏡を見つけると便利ですよ！

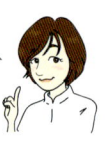

テクニック2　磨きやすい口づくり"頬のストレッチ"

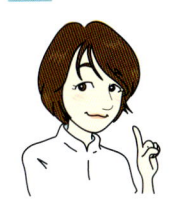

臼歯部頬側は磨き残しの多い部位ですね。頬がかたく緊張していると、歯面に毛先をうまく当てるどころか、歯ブラシを入れることすら困難になります。そこで私たちは、毛先磨きのトレーニングと一緒に、歯ブラシの背を使った"頬のストレッチ"をおすすめしています。

歯ブラシを挿入したら口は軽く閉じ、上下の歯が触れ合わない状態にして、軽い力で「い〜ち、に〜い、さ〜ん」と、ゆっくり頬をふくらませるようにします。2〜3回くり返し行ってください。しばらく続けるうちに、だんだん歯ブラシが入れやすく、磨きやすい口になっていきます。

なお頬のストレッチを行う際は、口唇・口角を無理に引っ張らないようにしましょう。

Key Point　最初は軽い力で優しく歯ブラシの背で頬を触り、痛くない程度に少しずつ伸ばしてみましょう

1 まず頬の中央あたりを、軽く動く範囲で、上から下に向けて頬をふくらませるようにストレッチします。

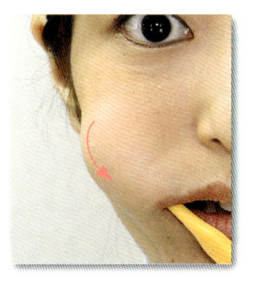

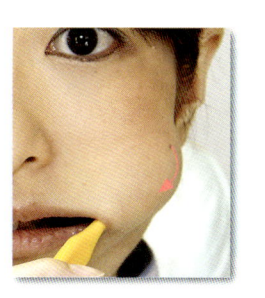

2 次に上顎の大臼歯あたりの頬を、内側から外側に向かってふくらませるようにストレッチします。

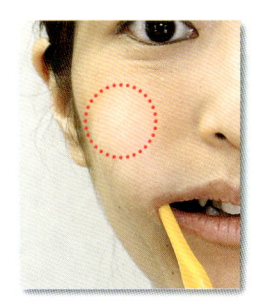

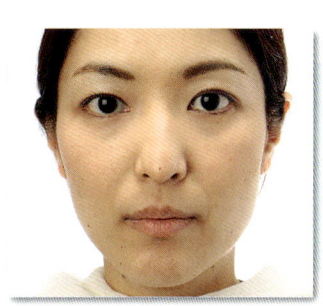

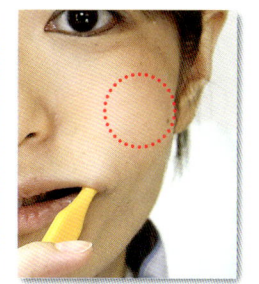

3 最後に頬の中央に向けて歯ブラシを入れ、下顎大臼歯あたりの頬を前方にふくらませるようにストレッチします。

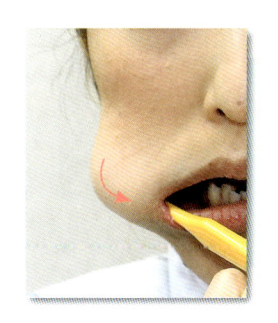

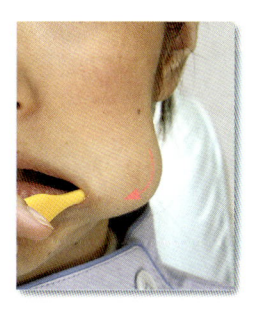

このストレッチはNGです！

①：強く押し伸ばしています。これではかなり痛いでしょう。

②：口角を引っ張っています。これでは頬の緊張は解けません。

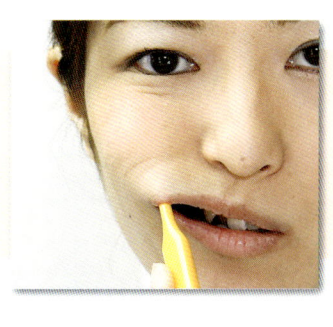

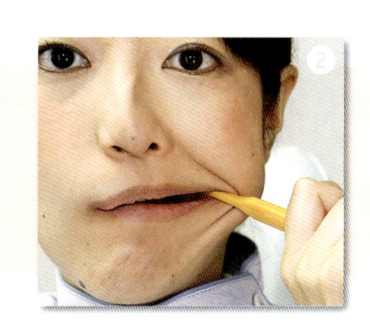

3日目　応用力 ―すべての歯を磨いてみよう―

1日目　観察力
2日目　磨き力
3日目　応用力
4日目　継続力
5日目　指導力
6日目　人間力

53

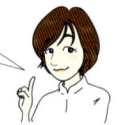

6日間で極める！ 磨ける・伝わるブラッシング指導

部位別・毛先磨きの提案①
犬歯（唇側）のブラッシング案

最初の難関をがんばってクリアしよう！

CAUTION 紹介する方法はモデルケースです。ご自身にあった方法を見つけてください。

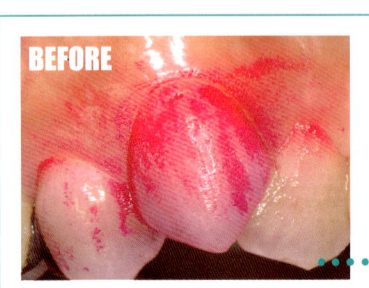

BEFORE　FINISH

【この歯の特徴】
・中央が大きく豊隆している
・遠心隅角は近心にくらべて丸みを帯びている

【ブラッシングのポイント】
・豊隆に合わせた歯ブラシの向き
・歯面に当てる力加減

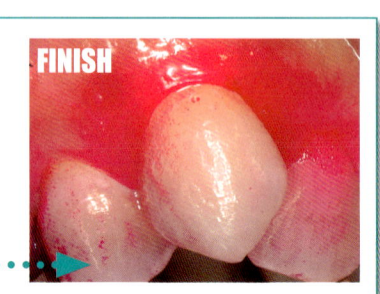

歯面別・毛先の当てかた例（遠心面〜歯頸部中央）

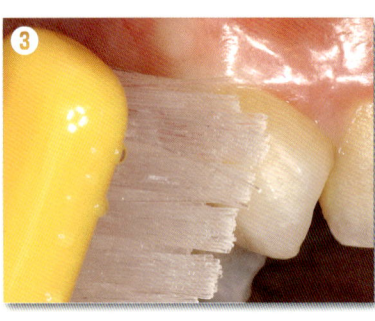

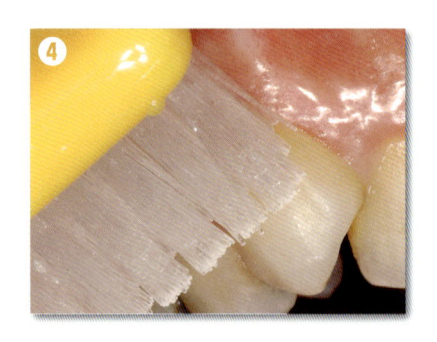

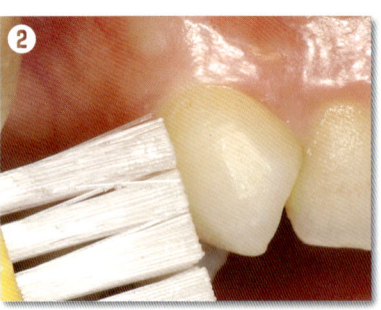

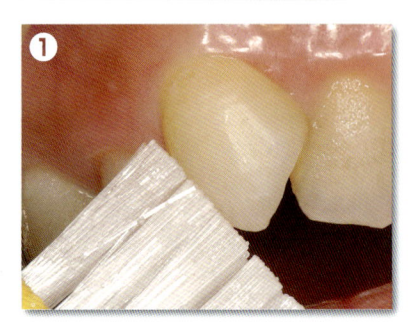

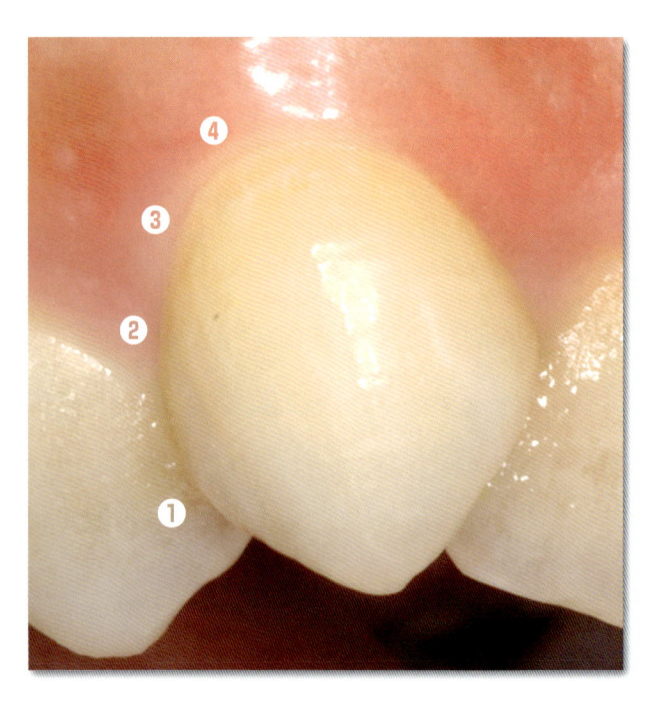

❶ ❷ ❸ ❹

1日目 観察力
2日目 磨き力
3日目 応用力
4日目 継続力
5日目 指導力
6日目 人間力

54

3日目　応用力 —すべての歯を磨いてみよう—

歯面に合わせて動く歯ブラシの柄に注目！

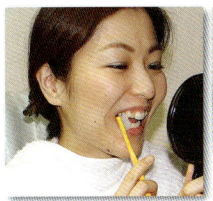

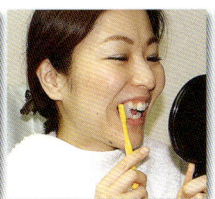

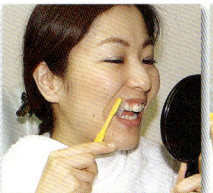

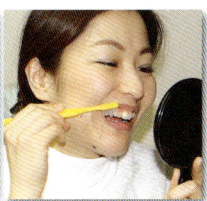

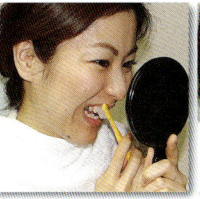

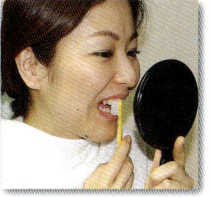

鏡でしっかり見ながら、遠心面から磨き始めました。歯面に合わせて歯ブラシの柄が大きく動いていることがわかります。持ちやすいように、部位に合わせて歯ブラシを持ち替えていることにも注目です。

NGな磨きかた

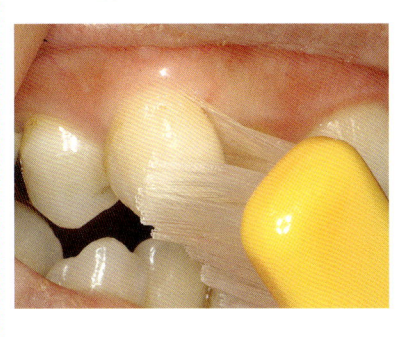

よくありがちな NG の磨きかたに、「歯を包みこむ」というのがあります。これでは毛先磨きにはならず、プラークを効率よく落とすことができません。

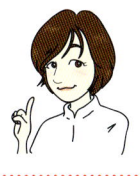

歯面別・毛先の当てかた例（近心面）

歯のカーブに沿って毛先をしっかり当てながら磨いているのがわかりますね！

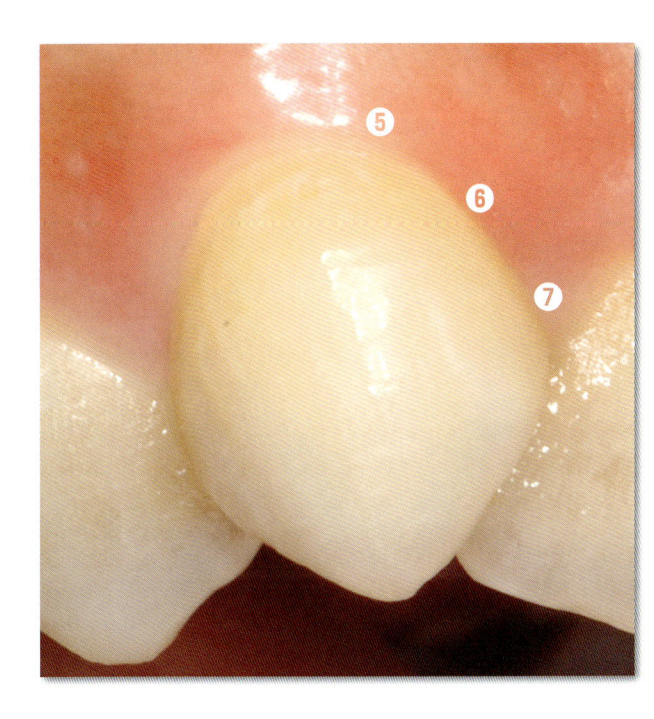

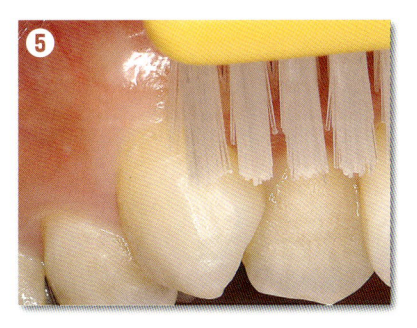

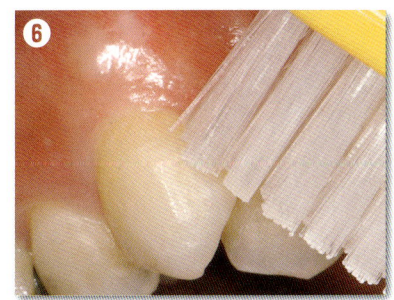

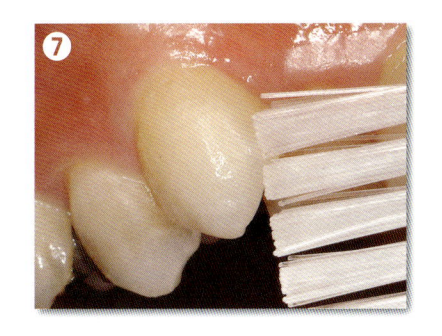

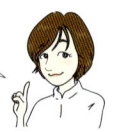

部位別・毛先磨きの提案②
下顎前歯舌側面のブラッシング案

> 決め手は鏡とつま先・かかとの使いかた！

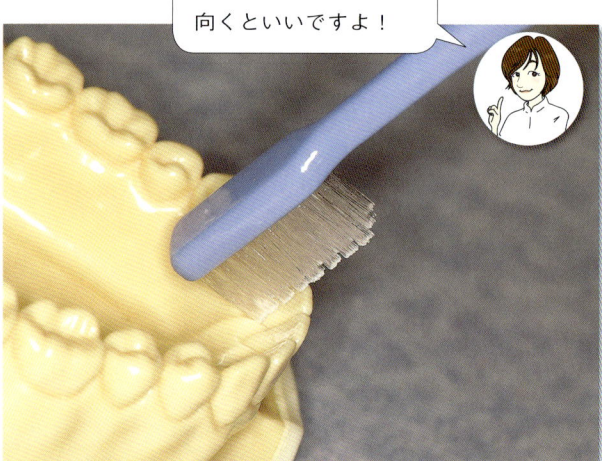

CAUTION 紹介する方法はモデルケースです。ご自身にあった方法を見つけてください。

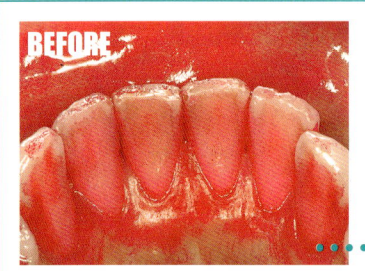

BEFORE → FINISH

【この歯の特徴】
・他の歯に比べて非常に歯冠幅が小さい
・細長いU字形

【ブラッシングのポイント】
・しっかり見えるような鏡の使いかた
・唇側から近遠心面を想像する

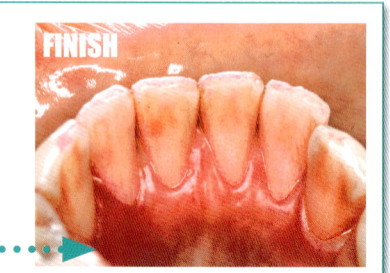

歯ブラシのかかとやつま先を活用しよう

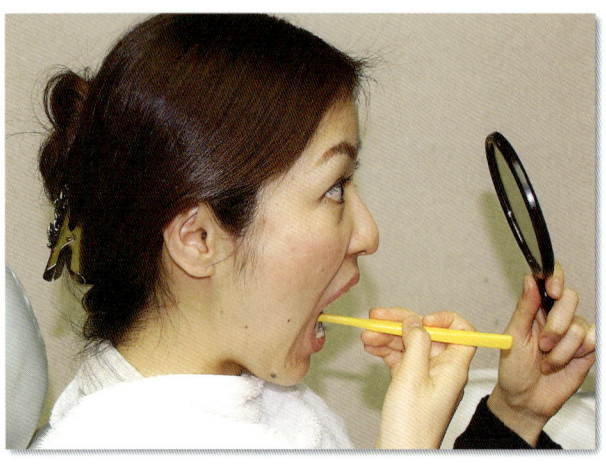

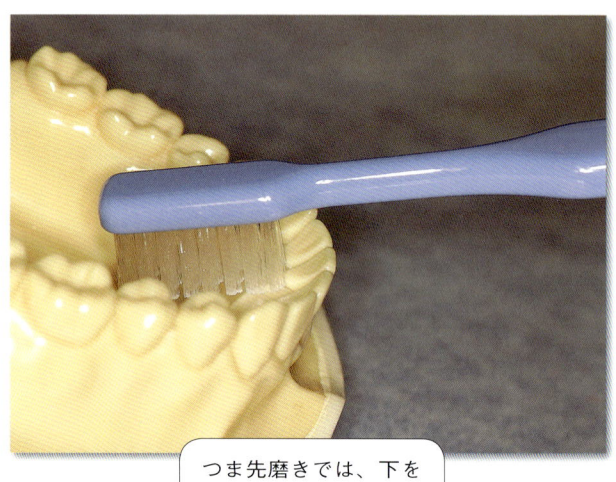

歯ブラシのかかとで毛先磨き。

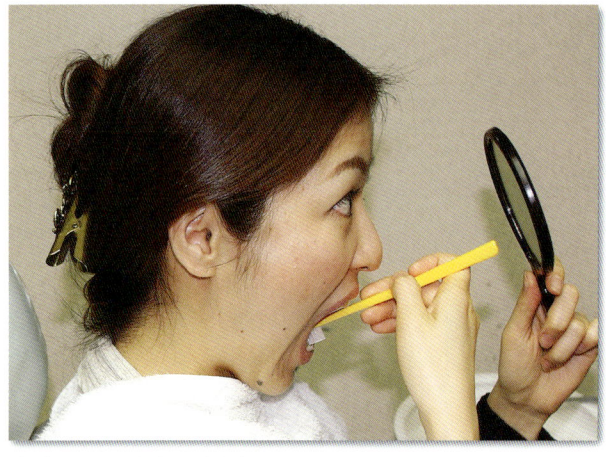

歯ブラシのつま先で毛先磨き。

> つま先磨きでは、下を向くといいですよ！

1日目 観察力
2日目 磨き力
3日目 応用力
4日目 継続力
5日目 指導力
6日目 人間力

56

3日目　応用力 —すべての歯を磨いてみよう—

曲面を意識しながら毛先を当てよう

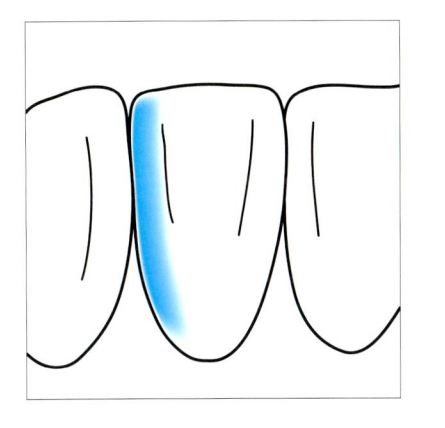

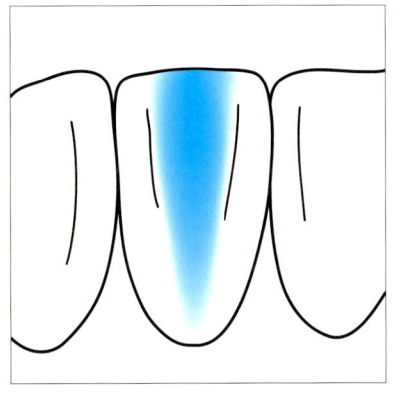

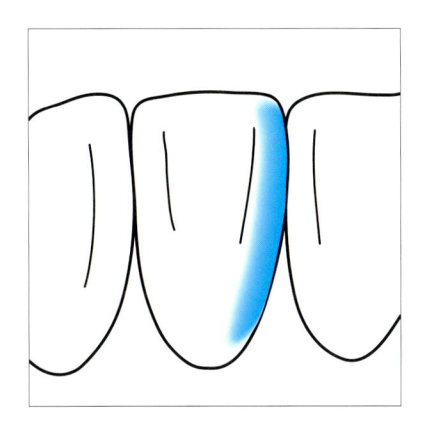

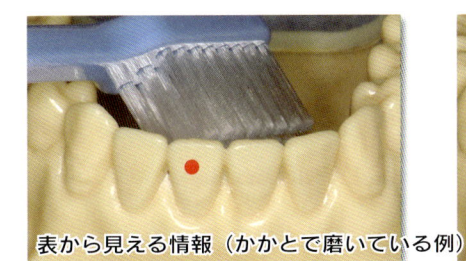

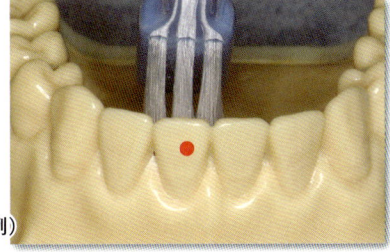

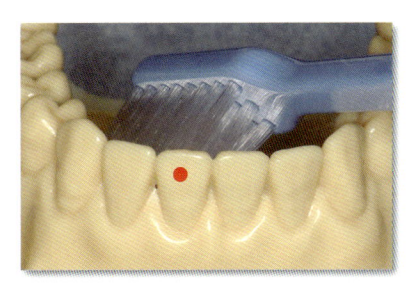

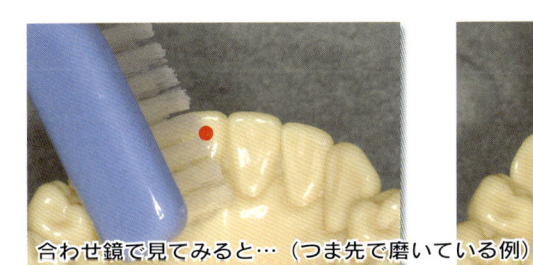

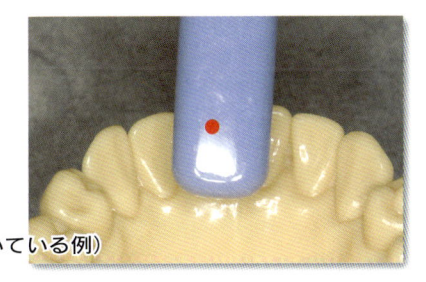

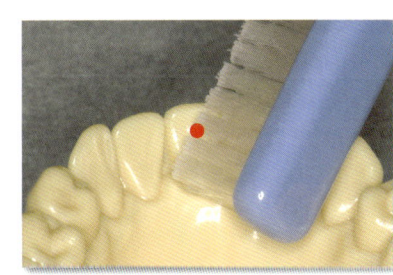

表から見える情報（かかとで磨いている例）

合わせ鏡で見てみると…（つま先で磨いている例）

●は磨いている歯

Key Point　歯ブラシのどこを使うか意識して磨いてみよう

1本の歯でも、磨く部位によって「つま先で磨く」「かかとで磨く」「脇1列で磨く」などのように、歯ブラシのどこを使うかを意識しながら磨くことがポイントです。特に角を使うことが有効です。いろいろな角度から観察して工夫してみましょう！

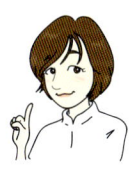

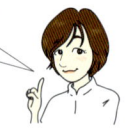

6日間で極める！　磨ける・伝わるブラッシング指導

部位別・毛先磨き方法の提案③
上顎前歯口蓋側のブラッシング案

見えなくても磨けるようになりますよ！

CAUTION　紹介する方法はモデルケースです。ご自身にあった方法を見つけてください。

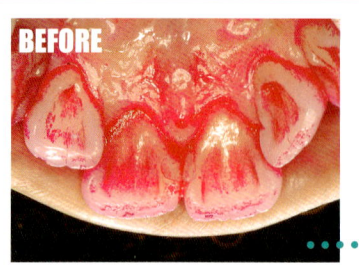

BEFORE

【この歯の特徴】
・中央がくぼみ、その周辺は高く隆起してシャベルのような形態をしている

【ブラッシング時の注意点】
・唇側から歯面を想像する
・合わせ鏡や感覚を駆使する

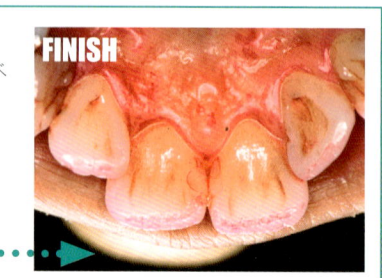

FINISH

形態をイメージして毛先を当てよう

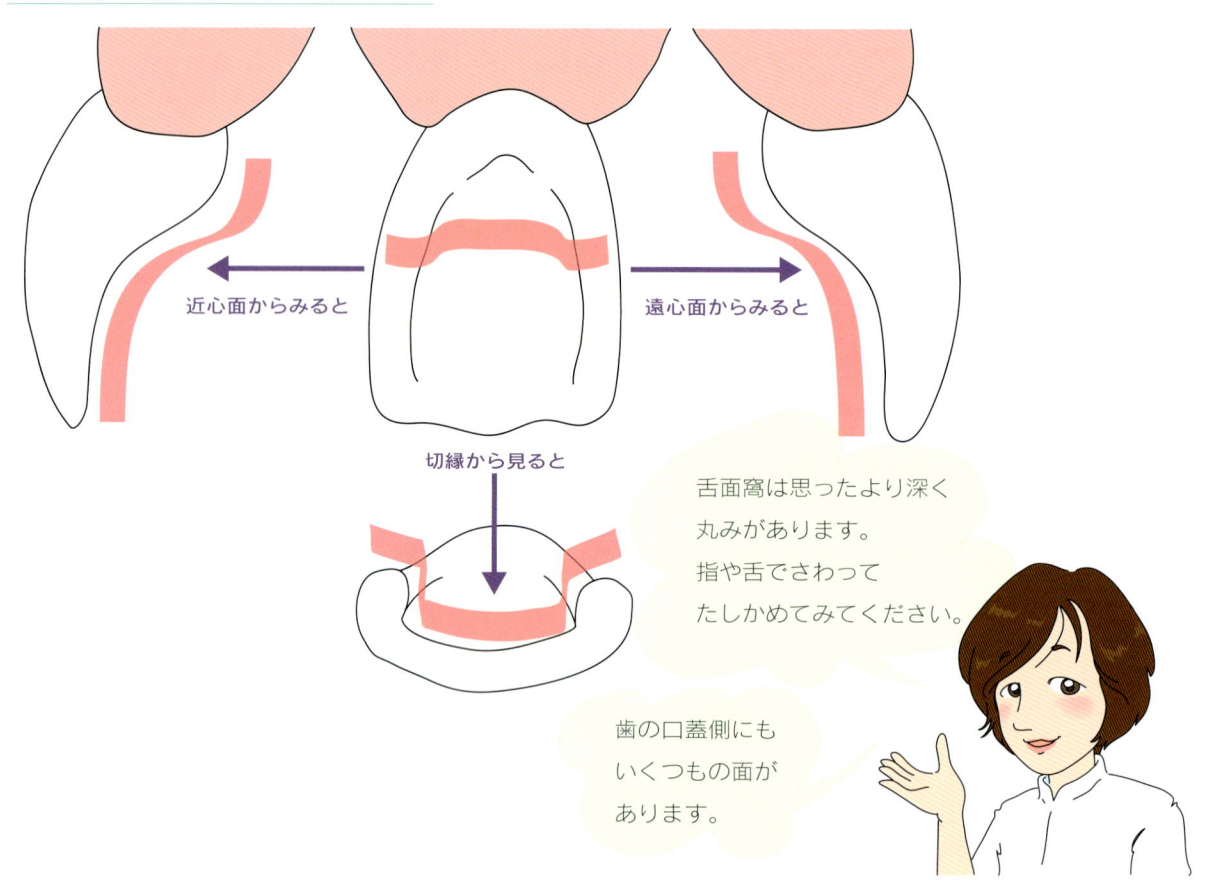

近心面からみると　　遠心面からみると

切縁から見ると

舌面窩は思ったより深く丸みがあります。指や舌でさわってたしかめてみてください。

歯の口蓋側にもいくつもの面があります。

Key Point　自分の歯の形を把握すると、毛先を向ける方向が見えてくる！

1日目 観察力 / 2日目 磨き力 / 3日目 応用力 / 4日目 継続力 / 5日目 指導力 / 6日目 人間力

58

3日目　応用力 —すべての歯を磨いてみよう—

歯頸部から切端までの斜面をイメージしながら磨いてみよう

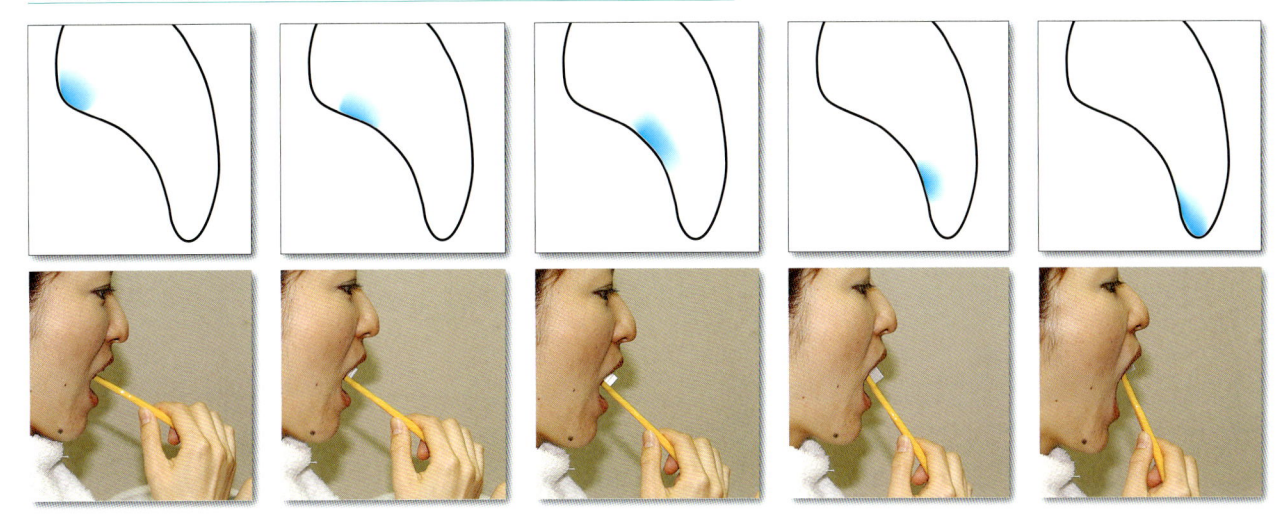

近心から遠心までの曲面をイメージしながら磨いてみよう

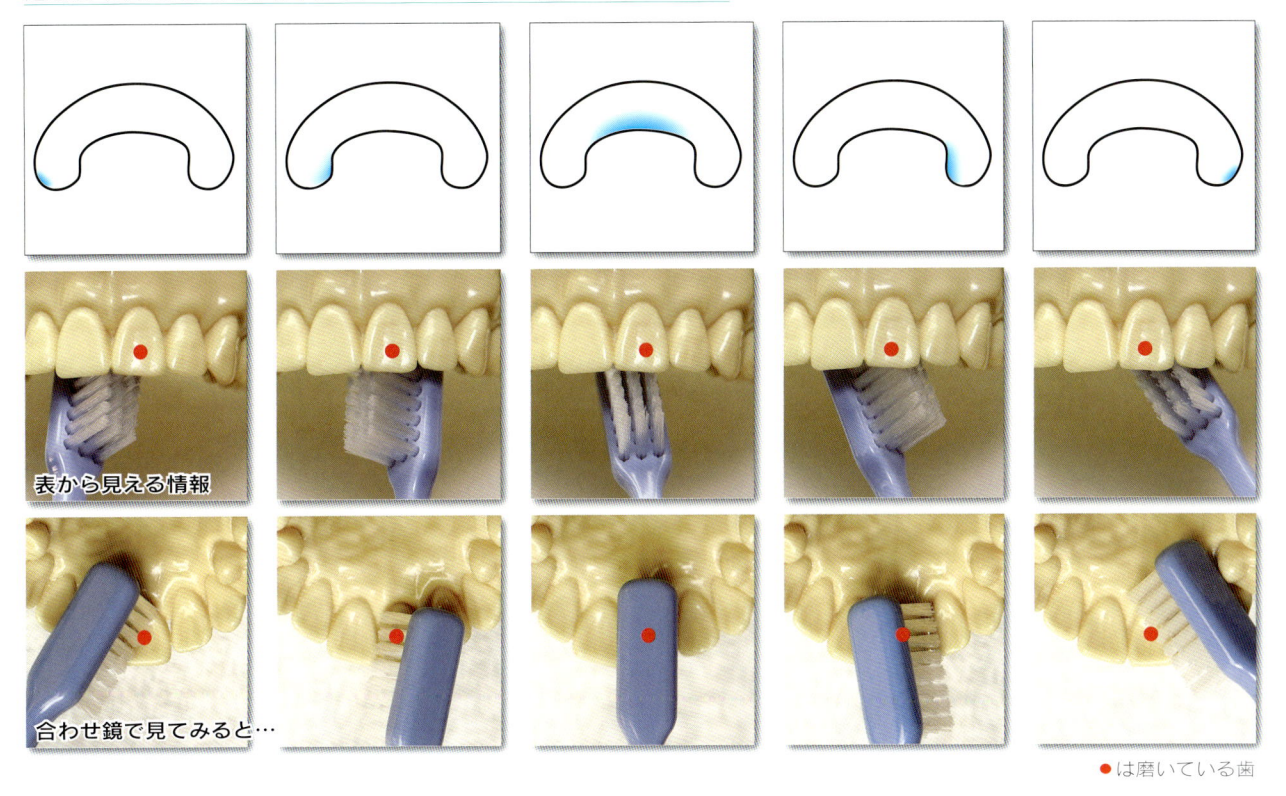

表から見える情報

合わせ鏡で見てみると…

●は磨いている歯

Key Point　見える情報と想像力で歯面をイメージしよう

ブラッシング時に直視できないところは、唇側から歯ブラシの毛先の当たり具合がどうなっているかを想像することがポイントです。

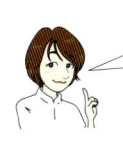

合わせ鏡などで見る工夫も有効です！

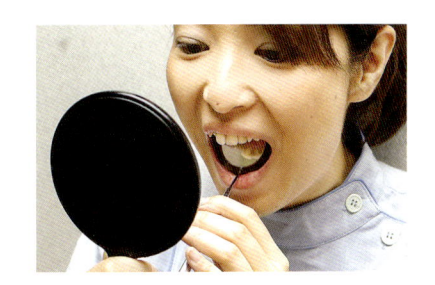

部位別・毛先磨き方法の提案④
下顎小臼歯（頬側・舌側）のブラッシング案

歯の形をイメージしながら毛先をフィット！

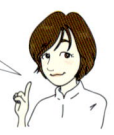

CAUTION 紹介する方法はモデルケースです。ご自身にあった方法を見つけてください。

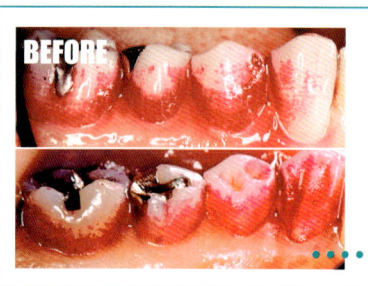

BEFORE → FINISH

【この歯の特徴】
・近遠心的に豊隆が強い（頬側は鋭角、舌側は鈍角）

【ブラッシングのポイント】
・頬を排除しながら磨くと見やすい
・歯ブラシのつま先・かかとを活用する

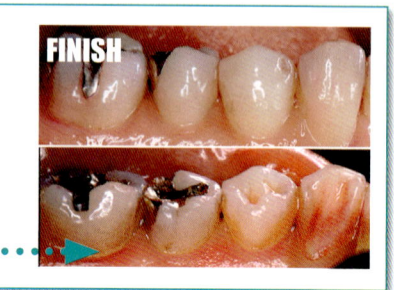

歯面別・毛先の当てかた例

遠心面は、歯ブラシのつま先を使うと毛先が当たりやすくなります。

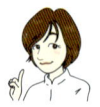

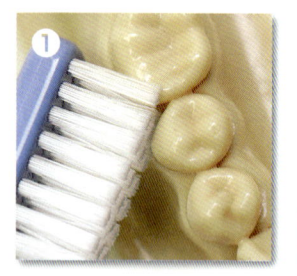

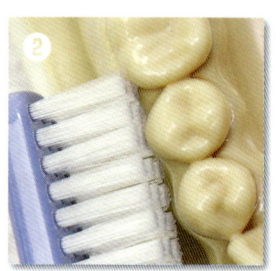

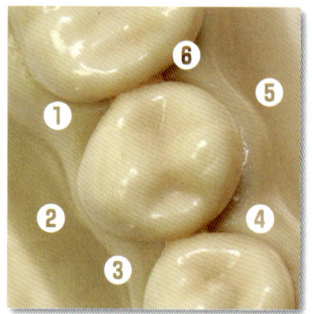

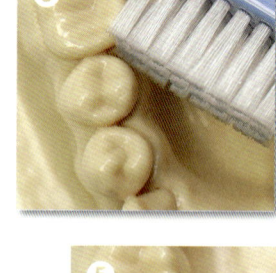

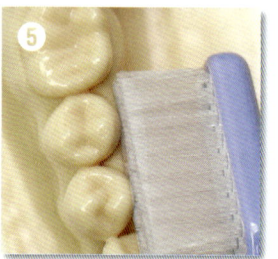

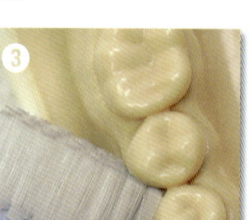

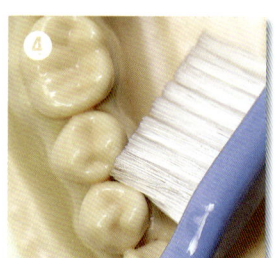

近心面は、歯ブラシのかかとを使ってみるといいでしょう。

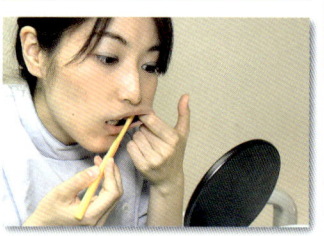

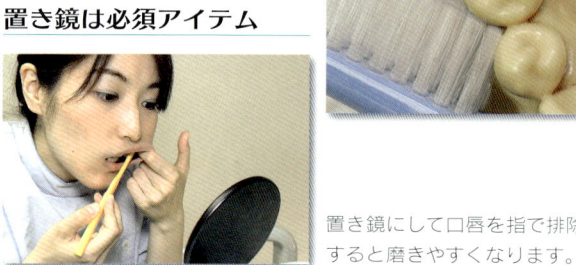

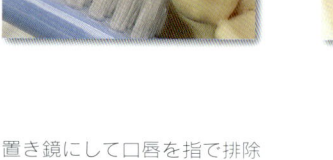

置き鏡は必須アイテム

置き鏡にして口唇を指で排除すると磨きやすくなります。

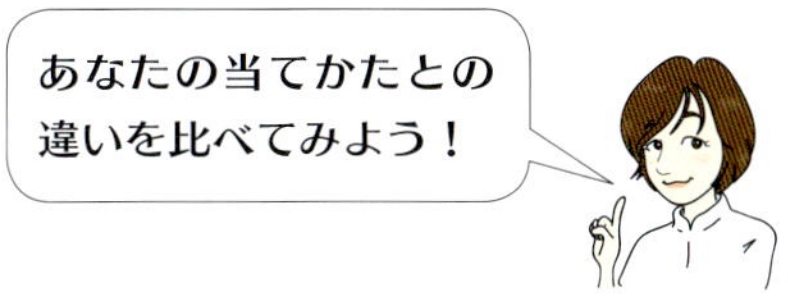

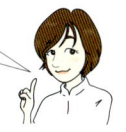

3日目　応用力 ―すべての歯を磨いてみよう―

部位別・毛先磨き方法の提案⑤

下顎大臼歯舌側のブラッシング案

あなたの当てかたとの違いを比べてみよう！

CAUTION 紹介する方法はモデルケースです。ご自身にあった方法を見つけてください。

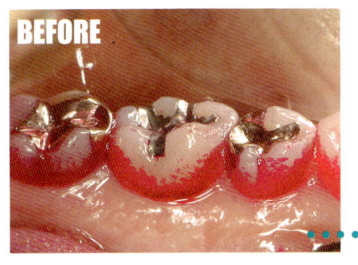

BEFORE → **FINISH**

【この歯の特徴】
- 歯冠の豊隆がつよく、歯肉からの立ち上がりがオーバーハングぎみ

【ブラッシングのポイント】
- プラークの残りやすい歯頸部には、歯ブラシのつま先、かかと、脇一列など部分使いで磨く

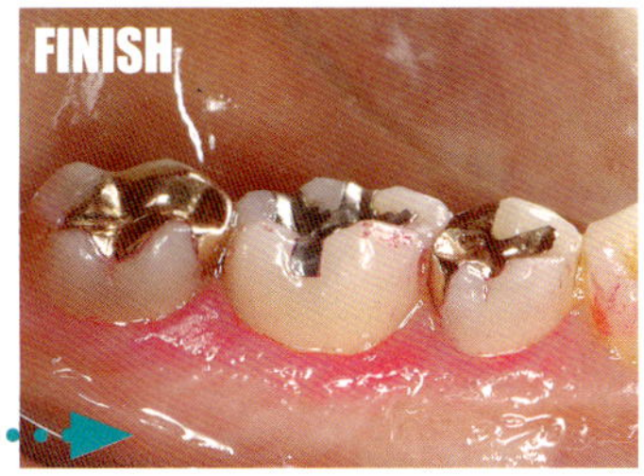

歯冠の豊隆を意識して歯頸部を磨こう

この当てかたで落とせる？
右の写真は、よくある当てかたです。一見すると毛先が当たっているようですが、歯頸部の赤染めを落とすことはできませんでした。

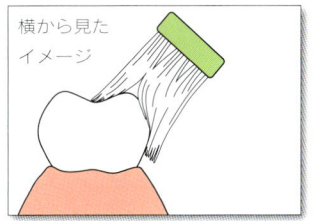

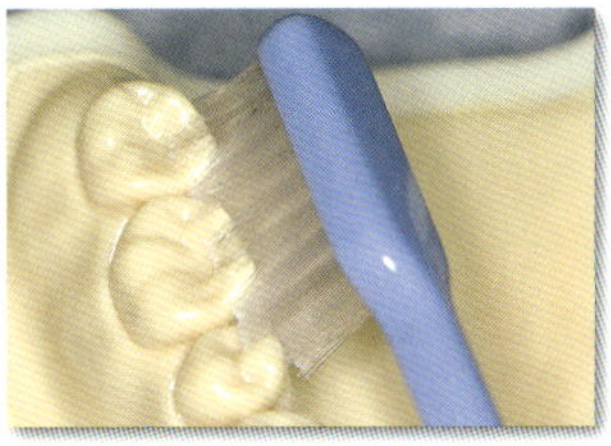

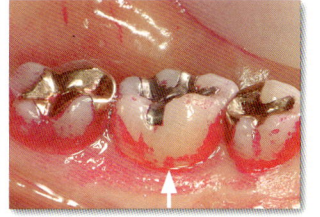

横から見たイメージ

この当てかたで落とせる？
歯軸に対して直角に歯ブラシを挿入してみました。歯冠中央部の赤染めはほぼ落とせましたが、歯頸部の一線は落とせませんでした。

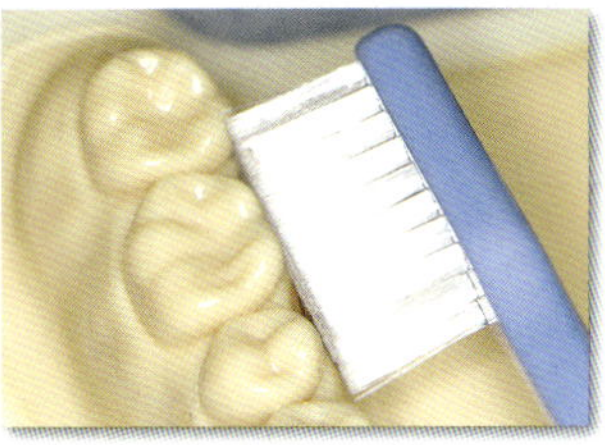

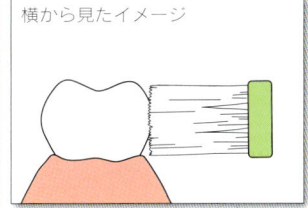

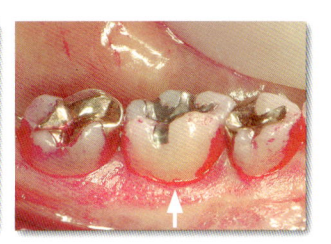

横から見たイメージ

この当てかたなら磨ける！
歯頸部の形をイメージしながら毛先を当ててみると、歯肉を傷つけることなく歯頸部の赤染めもすっきり落とせました！

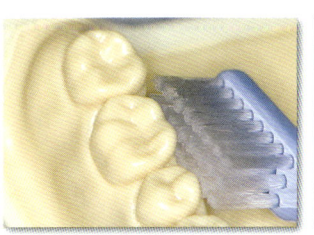

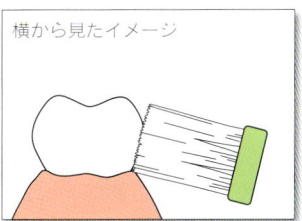

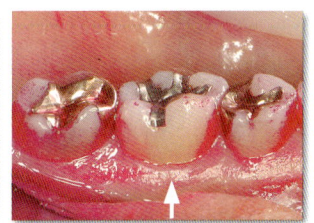

横から見たイメージ

遠心・近心面もバッチリ！
歯ブラシのつま先・かかと部分を使って歯面に合わせてブラッシングすると、すっきりと大臼歯が磨けます！

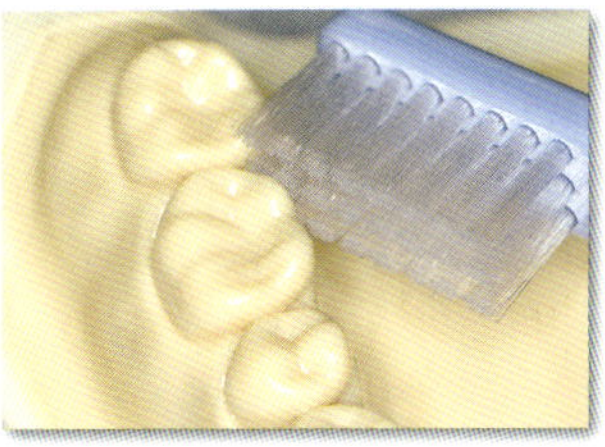

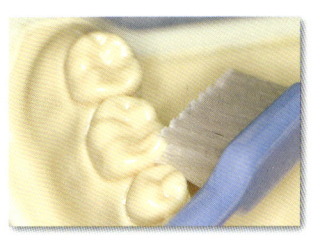

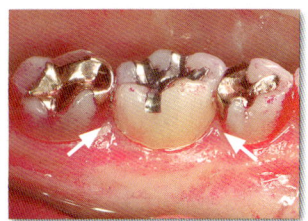

6日間で極める！　磨ける・伝わるブラッシング指導

部位別・毛先磨き方法の提案⑥
上顎小・大臼歯頬側のブラッシング案

理想的にはできないけれど、がんばって！

CAUTION 紹介する方法はモデルケースです。ご自身にあった方法を見つけてください。

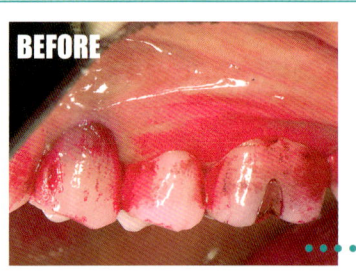

BEFORE　　　　　　　　　　　　　　　　　　　　FINISH

【この歯の特徴】
・歯肉からの立ち上がりは比較的フラット
・隅角部の豊隆が強い

【ブラッシングのポイント】
・頬や口唇などをうまく排除する

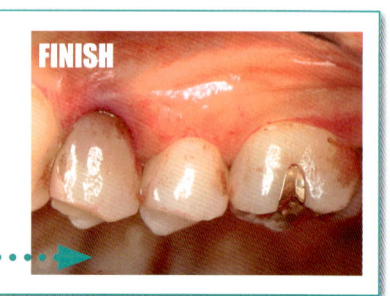

歯頸部を磨く

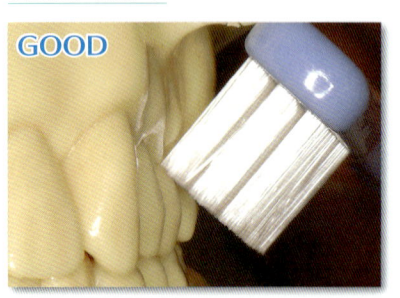

筆者注：写真では毛先が見えるように遠心から歯ブラシを挿入しています。

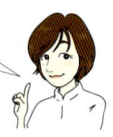

GOOD　歯頸部の丸みに歯ブラシの脇1列が直角に当たっています。この状態をイメージして当てることを目指します。

NG　頬側の歯冠には直角に当たっていますが、歯頸部には当たっていません。

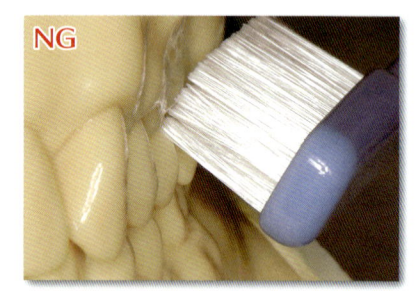

NG　歯頸部に当てているつもりでも、毛先は歯肉側へ向いているためプラークは落とせず、傷を作ってしまう危険があります。

近遠心面を磨く

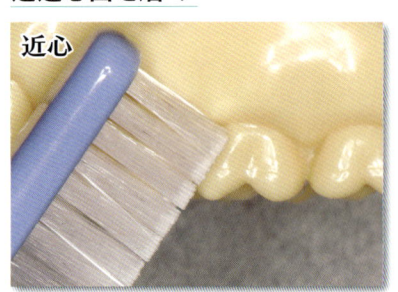

近心　歯ブラシの脇一列を当てます。

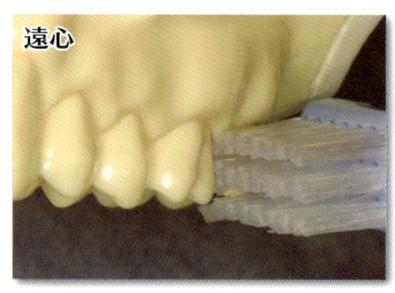

遠心　歯ブラシのつま先を回し込みます。

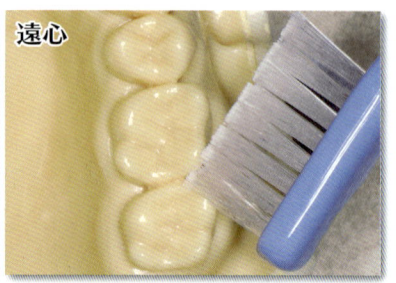

遠心　臼歯部は口唇や頬を排除しながら磨くことがポイントです。

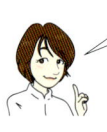

直角に当てられて、毛先を動かせる場所を見つけてみましょう！

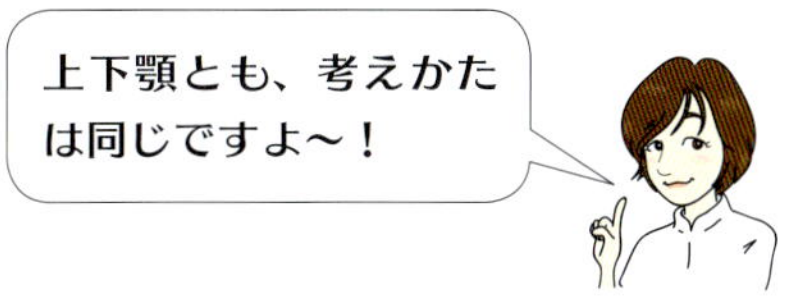

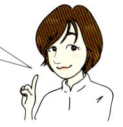

3日目　応用力 ―すべての歯を磨いてみよう―

部位別・毛先磨き方法の提案⑦

上下顎最後臼歯のブラッシング案

上下顎とも、考えかたは同じですよ～！

CAUTION 紹介する方法はモデルケースです。ご自身にあった方法を見つけてください。

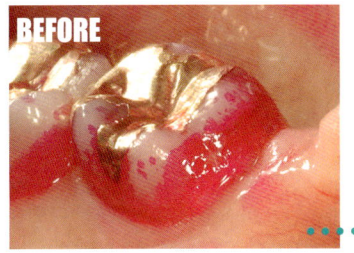

BEFORE　FINISH

【この歯の特徴】
・低位歯となる傾向がある

【ブラッシングのポイント】
・最遠心面への毛先の当てかた
・頬粘膜によって毛先が歯面に押しつけられないようにする

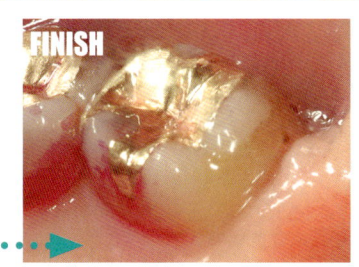

最遠心面を磨く

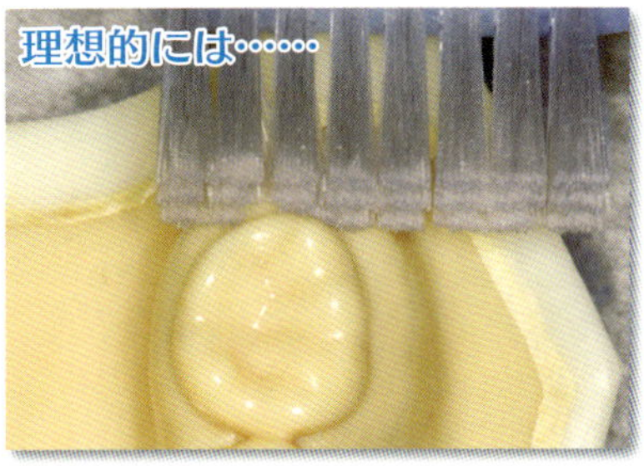

理想的には……
真横から回すことができれば簡単に磨けますが、これは困難です。

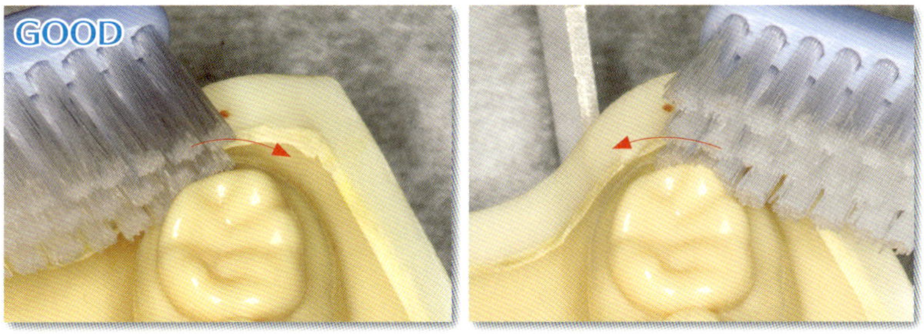

GOOD
最遠心に直角に当てるには、頬側・舌側の両側から歯ブラシを回しこみます。毛先をこの向きにすれば歯頸部に当てることができます。最遠心の面まで回しこみ、磨き残しのないようにしましょう。

頬ストレッチをしてから磨いてみよう

上顎の最遠心面は、口角を上げぎみにして歯ブラシを回し込むといいでしょう。

口を開けすぎると頬が伸びないので、閉じぎみにして歯ブラシを挿入しましょう。毛先が押しつけられないようにするのがポイント。

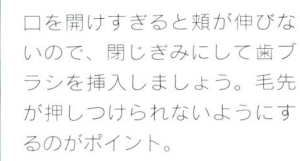

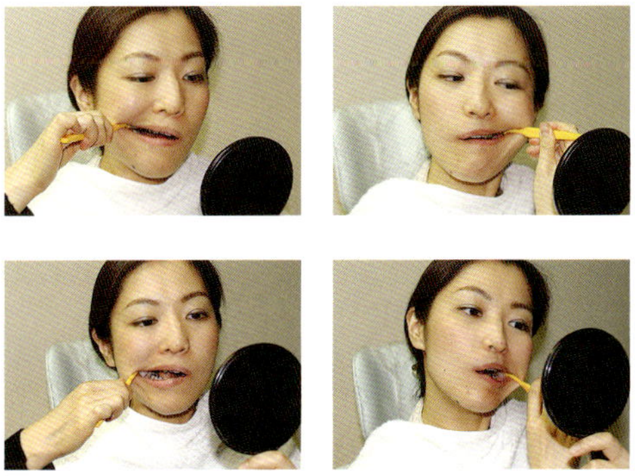

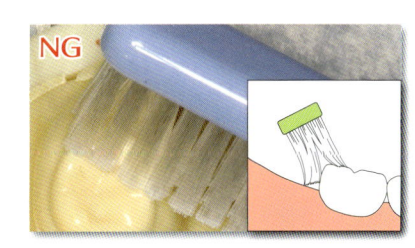

NG
この状態では、刷掃面が咬合面に乗り遠心咬頭によって毛先が開いてしまい、歯頸部に当たりません。

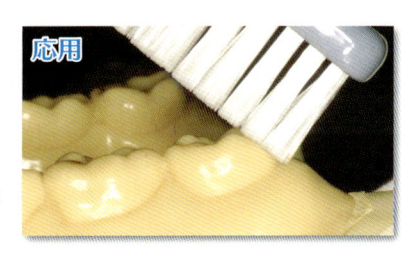

応用
最遠心の高さがなければ、歯ブラシは咬合面から挿入しても毛先が届きます。

おつかれさまでした！

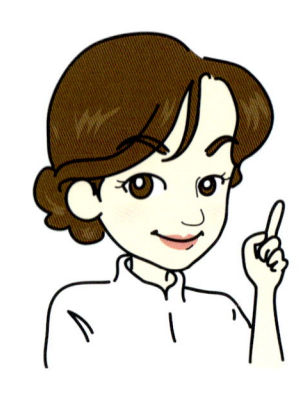

　3日目終了です。おつかれさまでした。

　今回は2日目に学んだ基本をさまざまな部位に応用して、"どこでも磨けるようになる"のが目標でした。自分の口腔内といえども、舌側や臼歯部となると、なかなか磨くのは難しいもの。頬や舌が邪魔をするし、きちんと見ることだってけっこう大変。「鏡を見ながら磨く」といっても、口蓋側は合わせ鏡にしないと見えないし、そうすると手が足りない！ってことにもなってしまいます。

　きめ細かくていねいに観察していくと、「自分の歯ってこんな形していたんだ」ということに改めて気がつくことと思います。1本1本の歯の形態・豊隆に合わせて歯ブラシの角度を変えたり、毛先が開かないように軽い力で当てたりすることが"意外と難しい"ということに、気がついていただけるとうれしいです。

　というのは……これは毛先磨きを身につけるための実習であると同時に、実は"患者体験"でもあるからなのです。

　これまでに自分の口腔内のすみずみまで徹底的にブラッシングする機会は、歯科衛生士といえども案外なかったかもしれません。だれかに口腔内を見てもらうときの緊張感、染まらなかったときの満足感、ほんの少しのプラークがなかなか落とせないくやしさ、それをようやく落とせたときのうれしさなど、自分でやってみてこそ実感できることがたくさんあるのです。それを体験することで、患者さんの気持ちにまた一歩近づくことができることでしょう。

　患者さんと一緒に「やったー！落ちた！」という感動を味わうためにも、まず自分のブラッシングを完成させましょう。

　3日目の練習も仲間がいるといいですね。もし、歯科医院に自分しか歯科衛生士がいなかったらどうしましょう？　勇気を出して、院長に頼んでみましょう。ブラッシングは歯科衛生士にお任せだった院長も、ちょっと変わってくれるかも……。とにかく、一歩前へ！です。

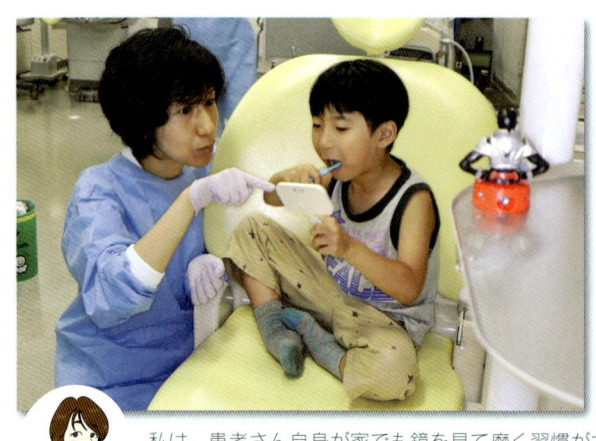

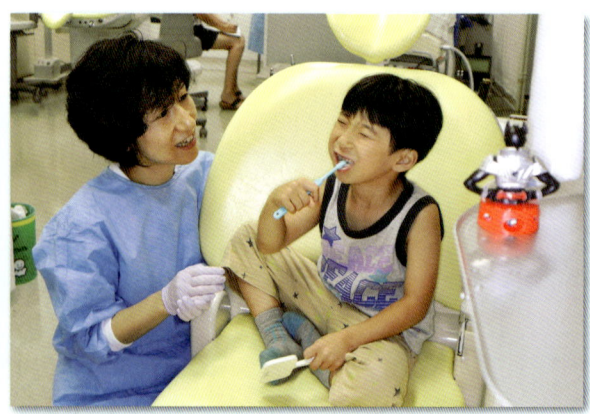

　私は、患者さん自身が家でも鏡を見て磨く習慣がつくように「ほら、ここ！ここ！」と言葉がけをし、見ることの大切さを伝えながら指導しています。きちんと磨けると同時に楽しい時間になるように心がけています。

4日目

継続力
―毛先磨きの効果を知ろう―

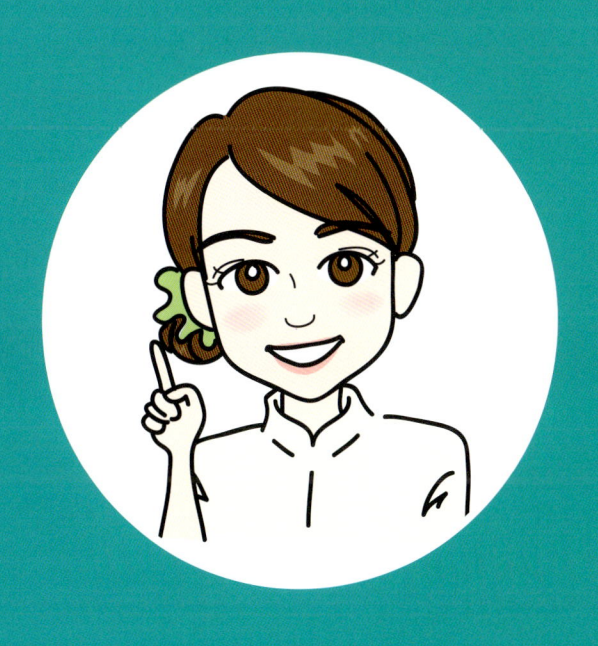

歯科衛生士・渡部
毛先磨きチャレンジの軌跡

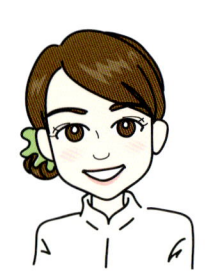

　1日目からこの講義の生徒役をしている歯科衛生士の渡部亜記です。これまで毛先磨きの基本的なテクニックを学んで来ましたが、ここでは毛先磨きを継続することで口腔内にどんな変化が現れるのかをご紹介したいと思います。

　ここで紹介する私の記録は、私が新人歯科衛生士だったころに毛先磨きを練習したときの口腔内写真です。約1ヵ月間でプラークの付着具合や歯肉に変化が見られました。毛先磨き習得前後の違いを、ぜひご確認ください。

■ 毛先磨き導入前の私の口腔内状況

全顎赤染めしたときの状態

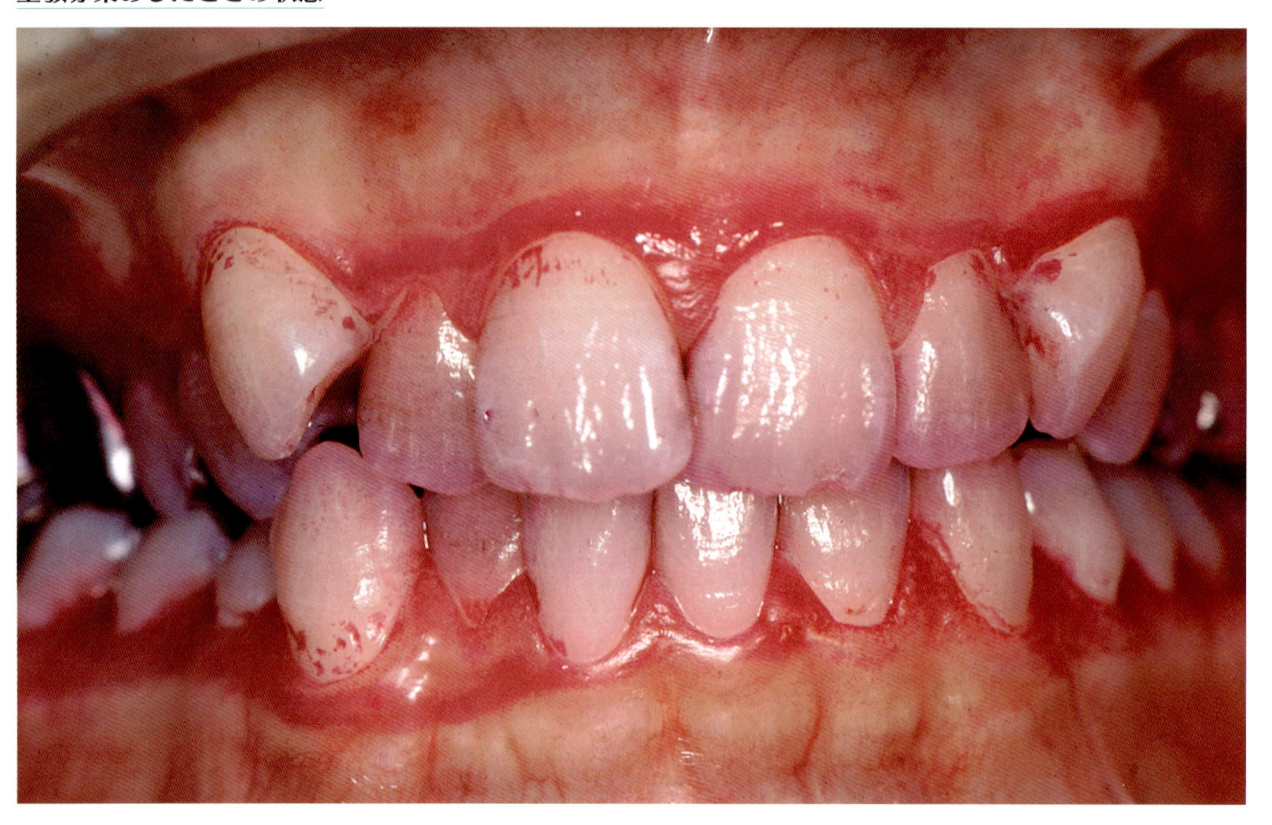

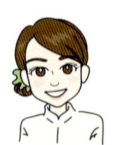

　この写真は全顎を赤染めしたときの状態です。結構赤く染まったので、ドキッとしたのを覚えています。歯肉に炎症があるところは、「やっぱり染まるんだなぁ」と実感しました。

4日目　持続力 ―毛先磨きの効果を知ろう―

赤染めして気になった場所

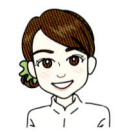

点状に赤染めが残っていることが不思議で、なぜこんな残りかたをするのか、まったく見当もつきませんでした。特に上顎右側前歯部はタフトブラシで磨いており、自分としてはちゃんと磨けていると思っていたのに、プラークがはっきり残っていてショックでした。

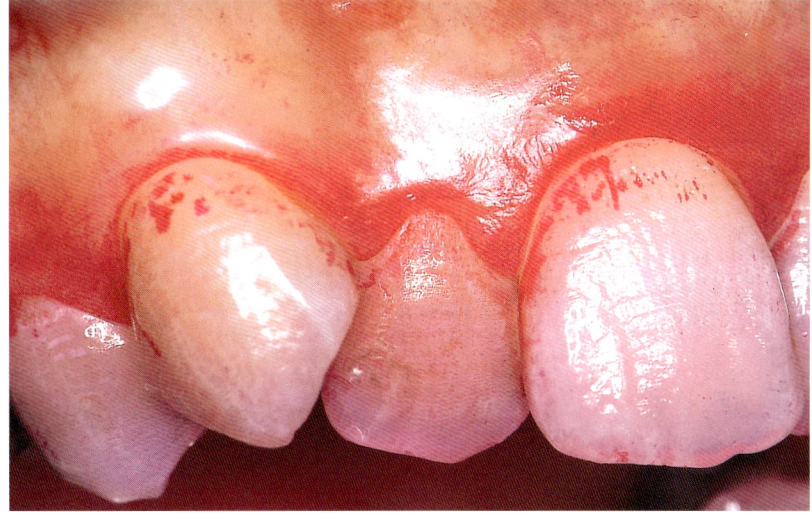

歯の細かいくぼみに溜まったプラークが落ちていません。これはブラッシング圧が強すぎるため、効果的に毛先を当てることができなかったからと思われます。

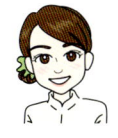

少し腫れている歯肉に、磨き癖の痕跡が残っています。自分ではしっかり磨いていたつもりでしたが、隣接面にはプラークが残っています。

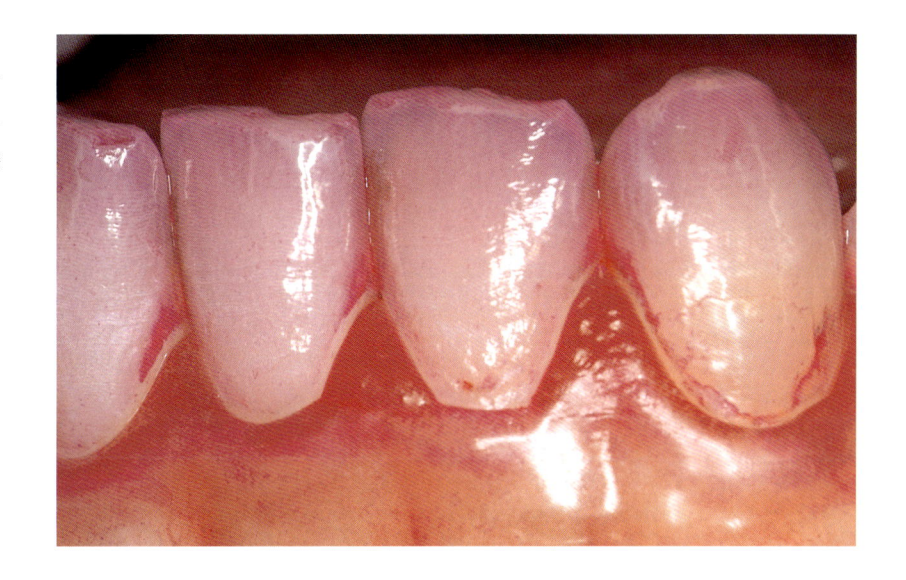

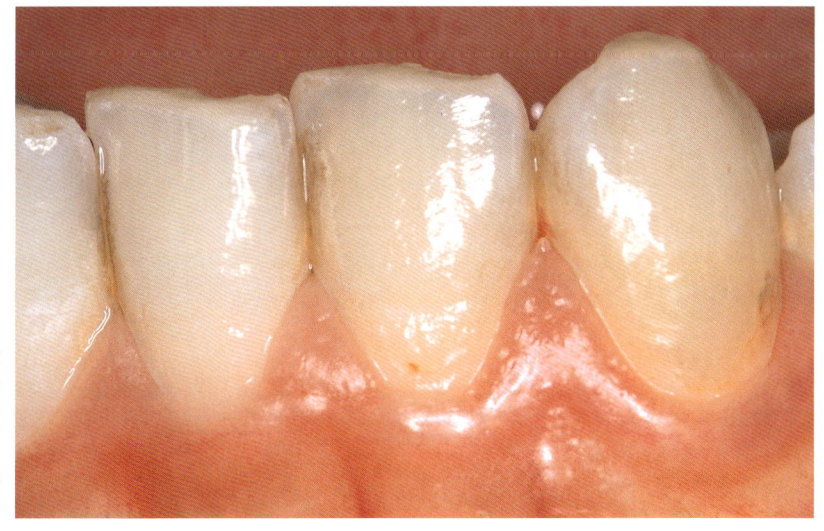

歯間乳頭の表面がでこぼこして艶がなく、なめらかさがありません。これらは歯ブラシで強くこすられた証拠でしょう。また1|2の歯間乳頭を横切る線は歯ブラシが通ったあとで、歯肉上での無造作なストロークが招いたものと想像できます。

先輩からアドバイスを受けながら、練習開始

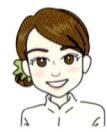

先輩からアドバイスを受けながら、初日は上顎右側前歯部だけ毛先磨きの練習をしました。正直なところ、「歯ブラシではこれ以上は限界」と思っていました。
しかし歯ブラシを使いこなせるようになると、歯ブラシだけでもここまできれいにすることができました。「絶対歯ブラシだけでは無理です！」そう言っていた自分が恥ずかしかったのを覚えています。

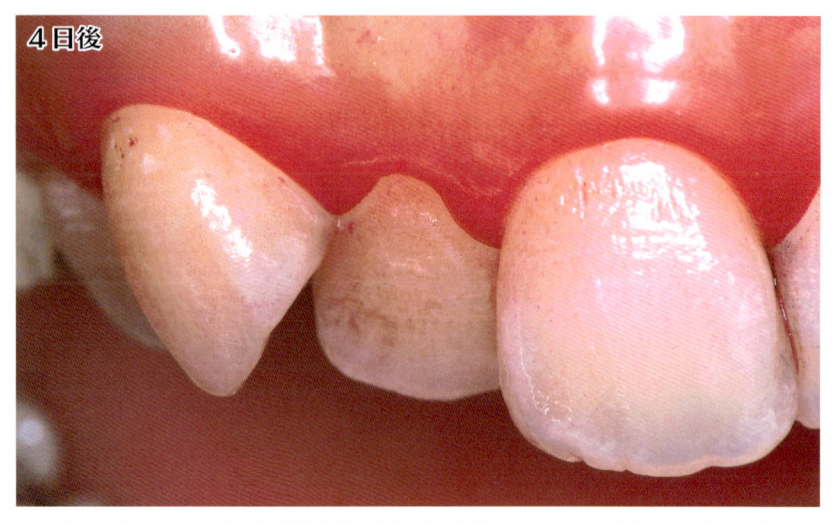

4日後

以前から気になっていた上顎右側前歯部を毛先磨きでブラッシングできるように練習を開始し、プラークを落とすことができるようになりました（歯磨剤を使用していないため、ステインの沈着は認められます）。

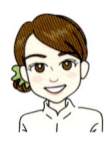

その後、記録を取りながら全顎の毛先磨きを練習していきました。
右のような記録を赤染めするたびにつけ、自分のスキルを確認していきました。下の写真は、歯ブラシだけでまったく染まらないように磨けるようになったときです。週に2～3回は染め出して練習し、10回目で達成できました。

赤染めをするたびにつけていた記録（チャート☞77ページ参照）。鏡で染まった状況を見るだけでなく、記録を残すことで、自身の成長や弱点、くせを可視化することができます。

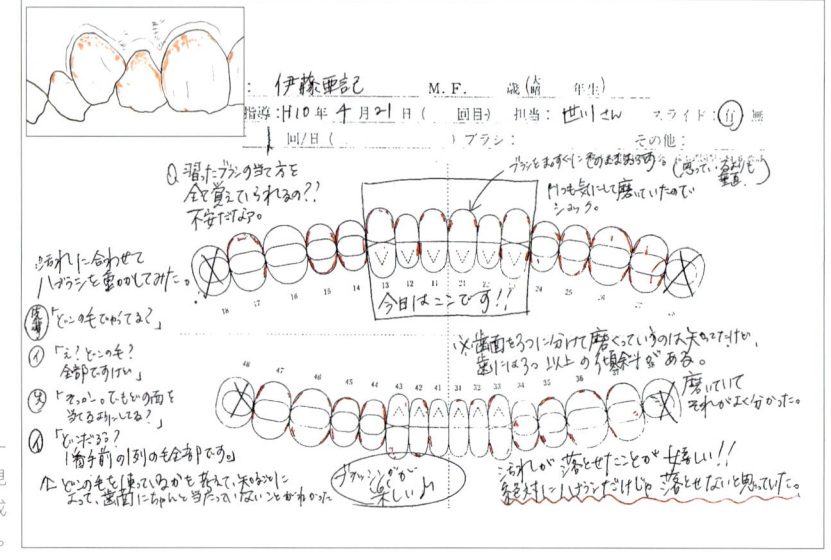

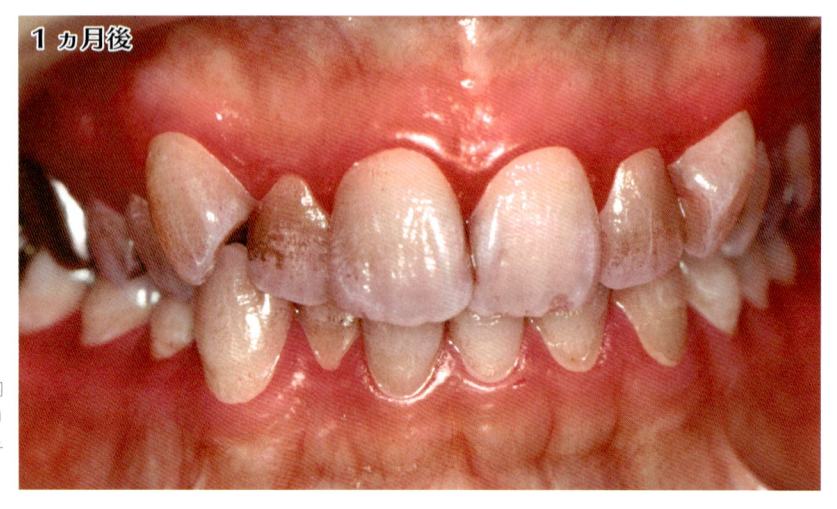

1ヵ月後

毛先磨きを習得したまさにその瞬間の口腔内写真。赤染めしてもまったく染まらなくなりました（歯磨剤を使用していないため、ステインの沈着は認められます）。

4日目 持続力 —毛先磨きの効果を知ろう—

毛先磨き練習前後を比較してみました

練習開始前の口腔内とブラッシングの状況

【歯肉について】全顎的に歯肉がやや押し下げられています。ほとんどの歯間乳頭に発赤・腫脹があり、その表面は傷ついています。歯肉辺縁のラインがなだらかでなく、不自然です。

【ブラッシングについて】よく磨こうとして無雑作に大きなストロークの横磨きをしたうえに、上顎前歯部は近心・中央・遠心と3分割して磨いていました。歯ブラシは「必ずペングリップで持たなければいけない」と思い込んでいたにもかかわらず、力は抜けていませんでした。

<u>3 2 1</u>の歯間乳頭は、発赤・腫脹しています。特に<u>1</u>と<u>3</u>はロール状になっています。
➡歯面中央部は縦磨き、歯頸部は「タフトブラシでないと磨けない」と思い、歯頸部に沿わせて往復させていました。それでも磨けていませんでした。

<u>3</u>は歯肉退縮し、歯肉辺縁がロール状になっています。<u>3</u>は唇側転移が強いことから歯ブラシが強く当たり、歯肉退縮を起こしています。
➡それぞれの歯の特徴を見ずに横磨きをしていました。

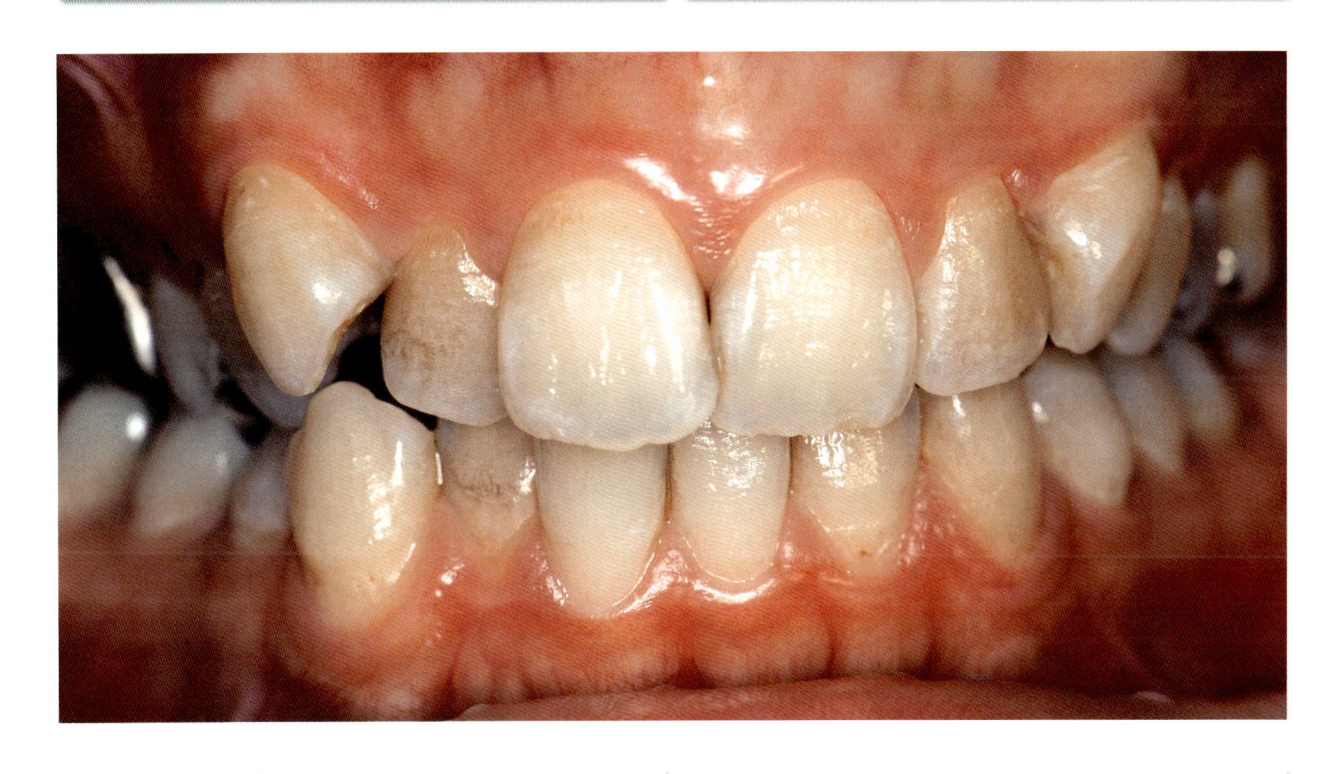

<u>3近心</u>の歯肉は発赤・腫脹しています。
➡広く近心面が露出しているため、歯ブラシをその面に向けて磨いているつもりでしたが、豊隆に正確に沿わせることまでは意識していませんでした。

<u>1|1</u>歯間乳頭に発赤・腫脹と、横じわのような模様があります。<u>1</u>の歯肉が押し上げられ、<u>1</u>の遠心隅角が角張っています。
➡これらは<u>1</u>の唇側転位と捻転を意識せず、まとめて横磨きをしていたためだと思います。

<u>1|2</u>歯間乳頭は発赤・腫脹し、表面が傷つきゴワゴワ、<u>2</u>歯頸部中央は直線的になっています。また<u>2|3</u>歯間乳頭は腫れて、歯から浮き上がっています。
➡これらは<u>2</u>の舌側転位を意識せずまとめて横磨きをしていたからだと思います。

<u>1|1 2</u>歯間乳頭には腫脹が見られ、横切るような直線状の傷がついています。また歯頸部中央は押し下げられ、ロール状になっています。
➡<u>2</u>が少し舌側転位していることに気がつかず、一気に横磨きをしていたことが原因だと思います。

69

練習開始後1ヵ月後の口腔内とブラッシングの状況

【歯肉について】全顎的に歯肉がクリーピングしてなだらかになってきており、歯間乳頭の発赤・腫脹、表面の傷が減少しています。

【ブラッシングについて】自分の歯の形の特徴を理解し、1歯ずつ豊隆に合わせて毛先を当てていきました。鏡で毛先の動きを確認しながら磨くことで、歯面をとらえたストロークができるようになったと思います。また、歯ブラシの持ちかたも固定観念を捨て、部位によって持ちかたを変えています。結果的に力も抜け、適正なブラッシング圧で磨けるようになりました。

3̄2̄1̄の歯間乳頭の腫脹・発赤は改善しています。
→隅角を磨くときは、隣在歯をよけて歯ブラシを挿入しています。また、歯肉の上に毛先が乗らないように、やさしく磨くようにしています。

3̄の歯肉はやや平坦になり、歯肉退縮も回復しつつあります。3̄の歯肉退縮は、あまり改善していません。
→ブラッシング圧を軽くしましたが、3̄は1本だけ突出しているので、圧のコントロールが今ひとつうまくいきません。

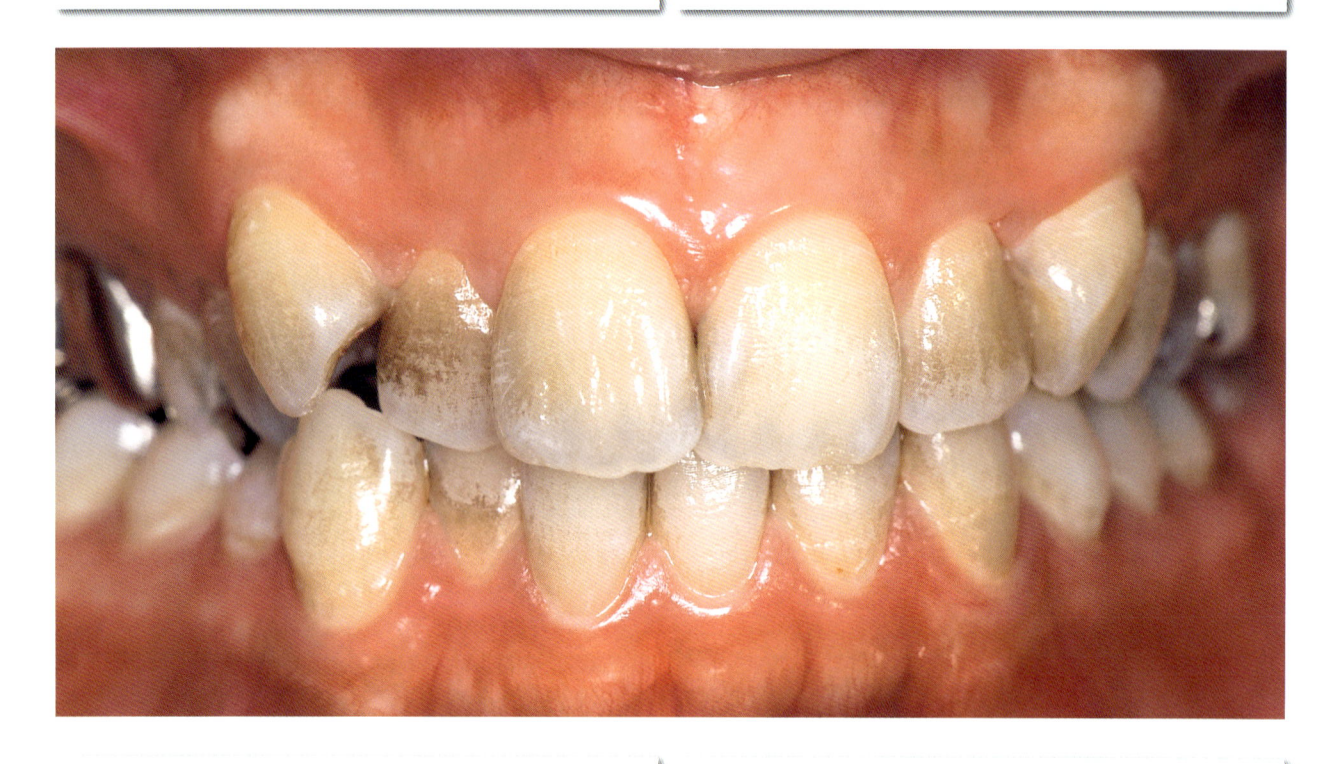

3̄近心の歯肉の炎症は軽減し、クリーピングしてきています。
→ブラッシング圧を軽くして、歯面の豊隆に毛先を沿わせるように歯ブラシの角度を工夫して磨くようにしています。

1|1歯間乳頭と歯肉縁の発赤・腫脹は改善してきています。
→ブラッシング圧とストロークに注意して磨くようにしていたことから、1|遠心隅角の角張りが取れ、なだらかになってきています。

1̄2̄3̄の歯間乳頭は炎症が改善され、表面の性状も滑らかになり、腫脹もすっかり改善しています。また2̄歯頸部中央はクリーピングしてきています。
→2̄を磨くときには、1̄や3̄に歯ブラシを当てないよう、歯頸部にていねいに毛先を当てています。

1|12歯間乳頭を横切るような傷は消え、表面も滑らかになり、腫脹も軽減しています。また、ロール状に押し下げられていた歯肉も回復しつつあります。
→1歯ずつ歯面の形態に合わせて、歯肉に負担がかからないように磨くようにしています。

4日目　持続力 —毛先磨きの効果を知ろう—

時系列で見る歯肉の変化

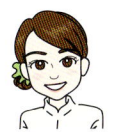

腫れていた 2| の歯肉は……

腫れていた 2| の歯肉ですが、たった4日間で変化が表れてきたことに感動したのを覚えています。歯ブラシだけでもしっかり磨け、そして歯肉もグングンよくなっていくので、大きなモチベーションになりました。

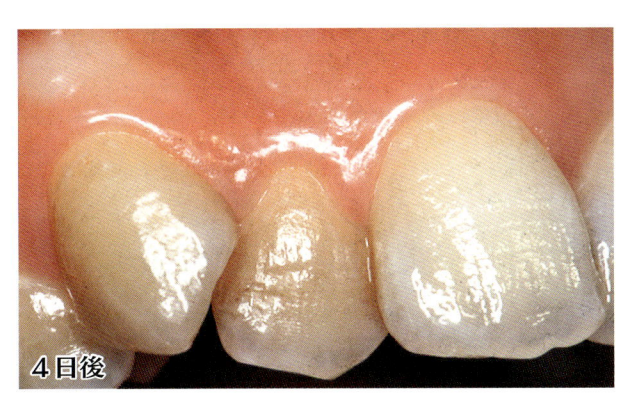

開始時

4日後

4日後。発赤・腫脹が見られた歯肉が少し引き締まってきました。

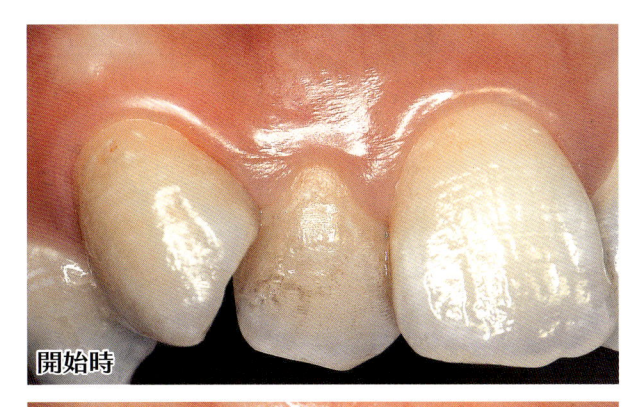

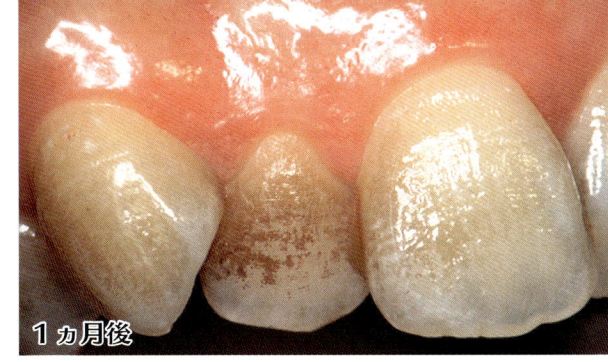

1ヵ月後

1ヵ月後。細かな磨き傷が入っていた歯肉も、なめらかになってきています。

傷ついていた下顎前歯の歯肉は……

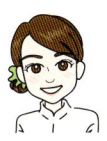

2| は舌側転位を気にして歯ブラシを縦にしていましたが、中央部の歯肉を押し下げてしまうばかりで、歯間部は磨けていませんでした。歯の形態に合わせて、細かく歯ブラシの毛先を動かすことにより、炎症が少しずつ消退してきいきました。

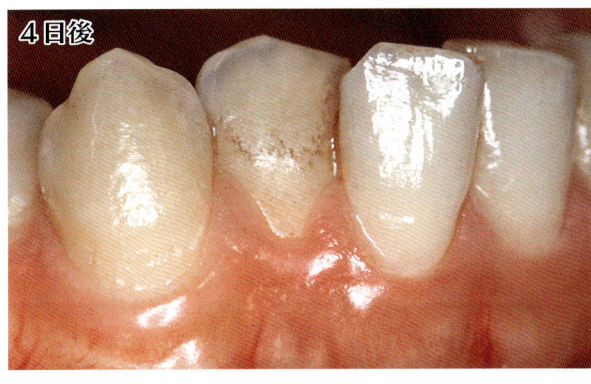

開始時

4日後

4日後。3|2 の歯間乳頭の腫れは少し消退しています。

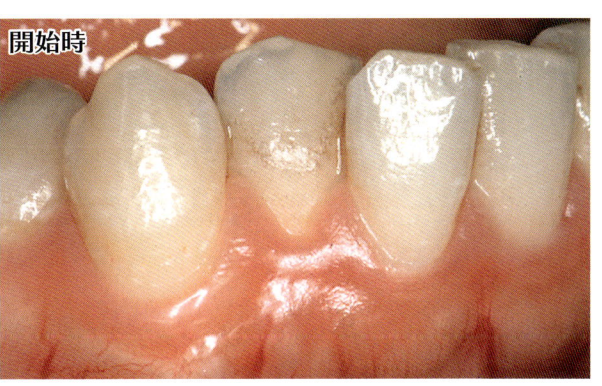

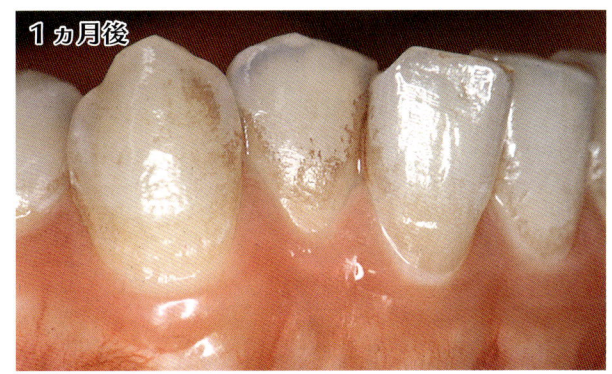

1ヵ月後

1ヵ月後。歯肉は着実になだらかに変化してきていると思います。

その他、変化が著明なところ

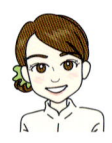

下の写真は著明な変化が見られた部位です。1ヵ月でここまで改善しました。
歯肉を見る目がなかったので、炎症があることすら気づいていませんでしたが、写真を見比べることで、その力もついてきました。記録に残しておくことはやはり重要だと再認識しました。

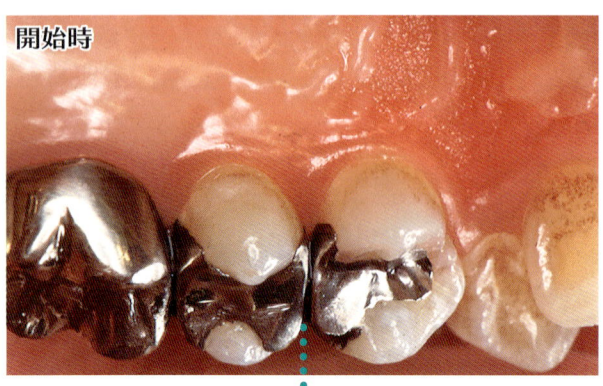

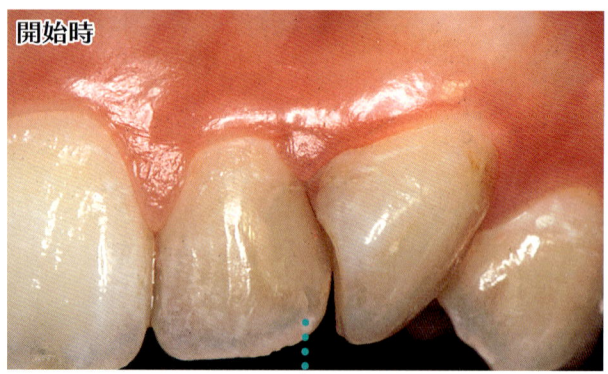

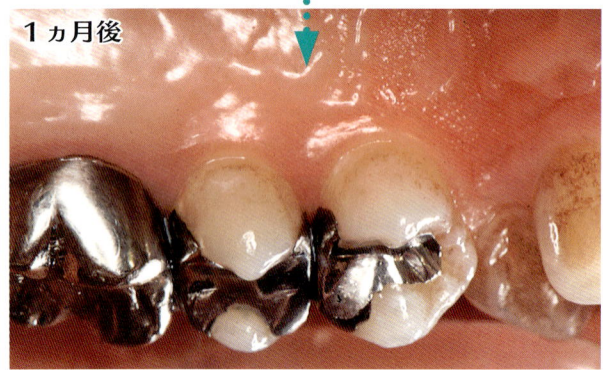

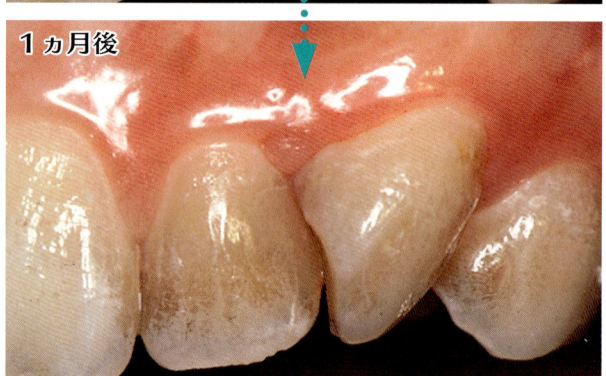

開始時

開始時

1ヵ月後

1ヵ月後

そして今のわたしの口腔内

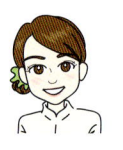

はじめて毛先磨きと出会った新人歯科衛生士のときから、あっという間に14年が経ちました。35歳になった私の口腔内です。
毛先磨きをしっかりとマスターしたことにより、不自然な形をしていた歯肉はなだらかになり、全顎的にあった歯肉の傷や炎症はほとんど見られなくなりました。
1|1 など、いまだに磨きぐせが出てしまうのか、ときどき傷になることもありますが、比較的健康な状態を保ちながら現在に至っています。以前はよくできていたう蝕もできなくなりました。
この体験は、自分の一生の財産になりました。

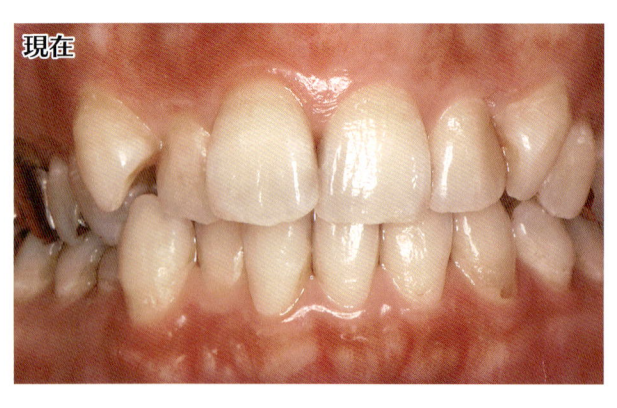

現在

練習開始から14年後の現在の状態です。少し気を抜くと、練習前に見られた磨き癖が再び現れてしまいます（たとえば 1|、|3 など）。普段見慣れているはずの自分の口腔内でも、ときどきちゃんと見直すことが大切だと思います。

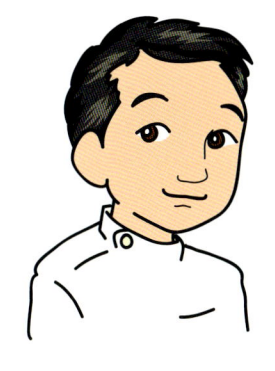

おつかれさまでした！

　4日目の講義も無事終わりました。いかがでしたか？　毛先磨きについて理解は深まりましたでしょうか？　私たちはここまで、何度となく「歯に付着したプラークを除去するには、この磨きかた＝毛先磨きが確実で早い」とお伝えしてきました。ここで、毛先磨きが誕生した経緯をお伝えしたいと思います。

＊　＊　＊

　歯磨きには、これまでいろいろな方法が考えられてきました。ずいぶん前の話ですが、私たちの先輩が、「どの方法がいちばん効果的にプラークを取り除けるか」を、実際に自分たちの口腔内で確かめたことがありました。そのころは「ローリング法」などが一般的な磨きかたとして世の中に知られていた時代です。先輩たちは実際に教科書どおりにローリング法やいろいろなやりかたで磨いてみたのですが……どの方法も、プラークを完全に落としきるまで磨くことはできませんでした。

　そこでひらめいたのが、「大切なのは、○○法や□□法という方法論ではない」ということでした。つまり、どんな方法にしろ、「プラークは、歯ブラシの毛先が触れたときによく落ちる」ということに気がついたのです。改めて文字にするとすごく当りまえのことなのですが、これがとても重要なことでした。そして「どういうときにプラークがいちばん効果的に落ちるか」を、実際に自分たちの口腔内で確かめていった結果、毛先を歯面に直角に当てて、軽い力で適度なストロークで動かしたときが一番だ、という結論に至ったのです。毛先磨きが誕生した瞬間でした。

＊　＊　＊

　先輩の歯科医師や歯科衛生士が、そうやって実績を積み上げてきて今があります。私たちのグループでは、本書のコンセプトである"毛先磨き"を先輩たちが発見して以来、ほぼ全員が100％磨きに挑戦しています。100％磨きとは、赤染めしても自分の口腔内がまったく染まらないようにすることです。赤染めしてからすべてを落としていくことはそれ程難しくはありませんが、赤染めしても染まらないように前もって磨いておくのは、はるかに難しいことです。この100％磨きに挑戦し達成することで、私たちはさまざまなことに気づき、成長することができました。ですから自信を持って、こうしてお伝えすることができるのです。

＊　＊　＊

　5日目からは、私たちが普段の診療で行っているブラッシング指導の実例を通じて、着眼点や考えかたをお話しします。

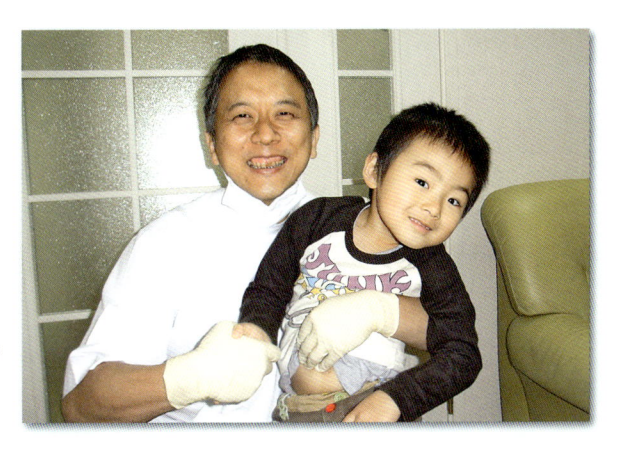

小さいころから楽しく歯科医院に通い、歯磨きや食生活の基本を身につけていることが、なによりも予防の力になります。

毛先磨きに適した歯ブラシとは

Q. どんな形状の歯ブラシが適していますか？
A. 植毛部に角がある、ストレートな柄の歯ブラシを選択しましょう！

植毛部に角があるものをおすすめします！　歯面の当てたい位置に毛先がピッタリ当たっているようすが確認しやすいでしょう。角の毛束は、とくに近・遠心を磨く際に大いに活用できます。また歯面に毛先を当てる角度（直角）は柄の角度を微調整することで見つけていきますが、ストレートな柄はそれがしやすく、口蓋側など感覚で磨く難易度の高い部位では特に有効です。

Q. 毛先はどんな形状・材質が向いていますか？
A. 毛先磨きには、刷掃面がフラットなナイロン毛が適しています。

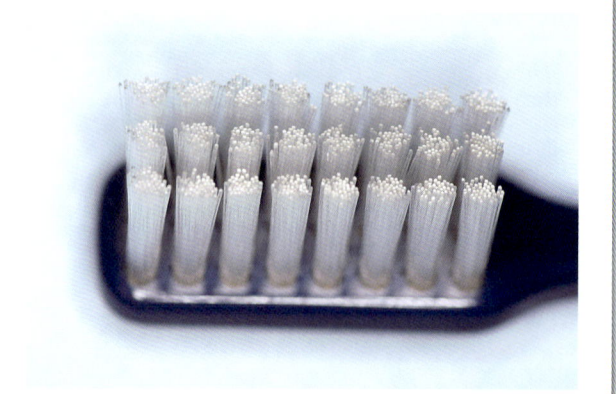

おすすめは、適圧で動かしたときに歯面上をよく滑ってくれるまっすぐにカットされたナイロン毛です。しかしナイロン毛にもいろいろ種類があり、まっすぐカットされているものでも毛先のカットのしかたで弾力のつけやすさが変わるので、手鏡を見ながら研究・選択してみましょう。ゆっくり動かしたときに、ナイロン毛の1本1本が、弾力で「パラパラパラ……」と歯面をはじくように滑っていればOKです！

Q. ブラシの硬さはどれがおすすめですか？
A. 「ふつう」がいちばん効率よくプラークを落とすことができます。

毛先磨きは、とにかく「弾力」が命です！　それには毛の硬さが重要な要素を担います。軟らかめの歯ブラシではコシがないために、また硬めの歯ブラシでは硬すぎるために、プラークをかき取るための弾力がつきにくいことから、「ふつう」をおすすめします。とはいえ各メーカーによって弾力は異なるので、使い比べて選択しましょう。赤染めをして、往復4～5回でプラークを落とせるものがいいでしょう。

Q. 毛束の長さはどれくらいがいいですか？
A. 1cm程度がもっとも適しているでしょう。

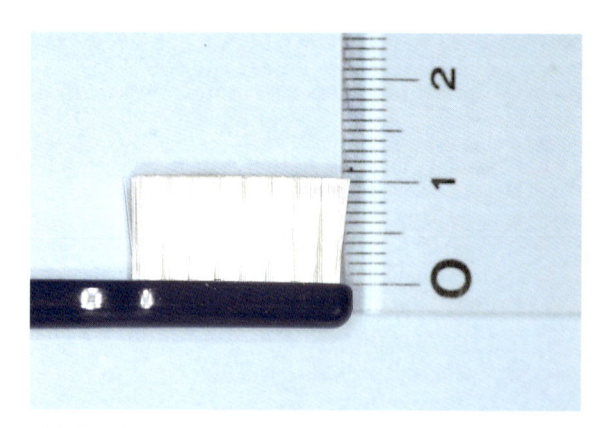

毛先磨き上達のため、最初はジャスト1cmのものを選んで磨いてみてください。弾力を活かしたときに、ストロークのスピードについてこれるちょうどよい長さなのです。慣れてきたら、長めの歯ブラシとの弾力の違いを比べてみるとよいでしょう。ただし、短すぎる歯ブラシ（たとえば子ども用）で弾力をつけようとすると、歯面に当たる力が加わり過ぎるため、歯肉を傷つけやすいので注意しましょう。

5日目

指導力
―臨床での展開方法を学ぼう―

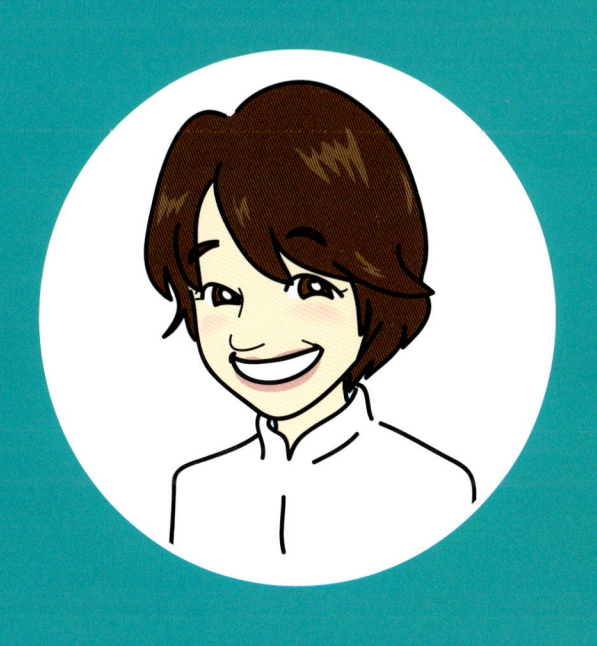

指導力を身につけよう

■ ブラッシング指導は患者さんとの共同作業

　ブラッシング指導となると、「私は歯科衛生士だから、専門家として患者さんの状態をよくしなければならない」と考えたり、「正確な情報を伝えなくてはいけない」と、力が入ってしまうことはないでしょうか？「正しいことを伝えているのだから、私の言うことを聞いてほしい」というようなスタンスでは、うまくいかないことが多いようです。

　患者さんは性格も考えかたも感じかたも1人1人違うので、こちらの伝えかたも患者さんに合わせる必要があります。まず最初に患者さんの話をできるだけよく聞き、そして口腔内をよく見てください。患者さんのそのときの状態を、気持ちも含めて、できるだけ理解しましょう。患者さんとのコミュニケーションから、今何を考えているのか・感じているのかを教えてもらうのです。そこから何を伝えていけばいいのかが、見えてきます。

　「患者さん」をひとまとめにせず、1人1人にきめ細やかに接することから、「何をどう指導すれば患者さんは安心するのか」、「よりよくなるのか」が見えてきます。そして、それをどう伝えたら効果的なのかも少しずつわかってくることでしょう。

　ブラッシング指導は患者さんとの共同作業。独りよがりにならないようにしたいですね。

■ 患者さんの感動体験につながる指導をしてみよう

　では、どんなやりかたをすればブラッシング指導はうまくいくのでしょうか？　残念ながら、どんな患者さんにも当てはまるうまくいく方法はありません。しかし、1人1人に合わせて指導するとはいうものの、すべての患者さんに体験してほしいことがあります。それは『感動体験』です。まずはじめに、患者さんが実際に自分のブラッシングと生活習慣の改善から「歯肉が治る」という体験することで、「磨けばよくなる」というブラッシングの威力を『実感』し、「歯磨きってスゴイ！」「歯磨きするといいんだ」「得なんだ」「気持ちいいんだ」という『驚き』や『喜び』を感じることが、うまくいくための大きな要素なのです。

　『驚き』や『喜び』を経験をすると、「もっとよくなりたい」「よくしたい」という前向きな『意欲』が芽生えてきます。そして「自分の力で健康を手に入れた」という『自信』を持てたとき、その自信が「自分の健康は自分で守る」という『決意』『継続』への大きな原動力となるのです。

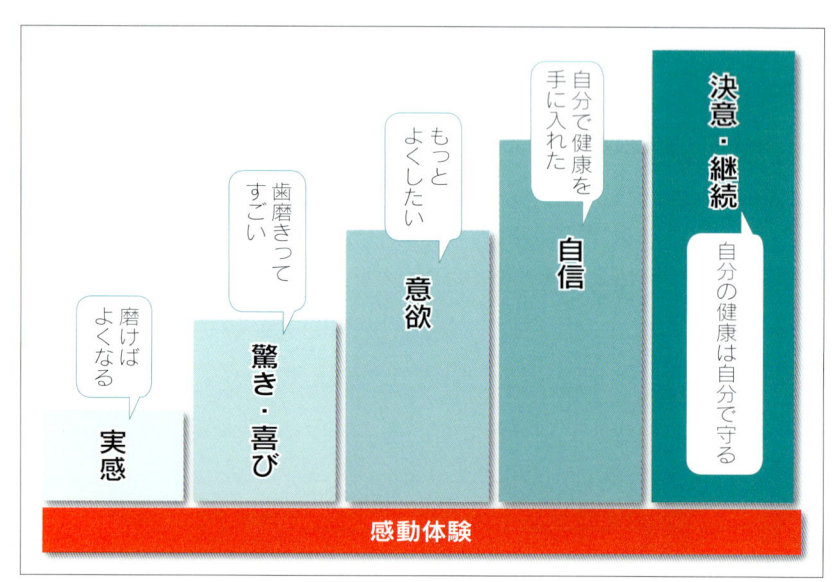

　患者さんがそんな『感動体験』をできるよう、支え導き、そして寄り添っていく──これこそが、私たちの考えるブラッシング指導です。

指導時には記録をつけよう！

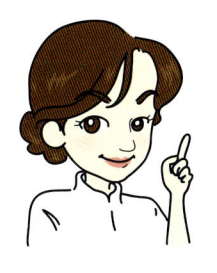

ブラッシング指導は、毎回どのような指導をしたのかきちんと記録をつけることが重要です。指導は毎回が積み重ねですから、前回の指導内容を踏まえつつ、今回の指導内容を考えていくことになります。つまり、『**前回指導したことができたか・できなかったか**』、『**問題点は解決されたか・否か**』を確認しながら、今回の指導内容を決定していくのです。

また記録は、その時々の状態を残すだけでなく、これまでの経過をふり返るときにも役に立ちます。記録を見直すことで、指導がうまくいかなかった原因までも見えてくることがあります。

ブラッシング指導をしたときには、必ず記録をつけることをおすすめします。

記録はどうやってつける？

記録のつけかたにはさまざまな方法があり、それぞれ一長一短がありますが、大切なことは客観的な情報と主観的な情報の双方を記録することです。

客観的な情報は、口腔内写真を撮影したり、さまざまな検査結果を添えることなどで記録することができます。しかしそれらだけでは、コミュニケーションから得られたそのときの患者さんの言葉や思い、発見や気づきといった主観的な情報を残すことはできません。前述のとおりブラッシング指導は「これまでの積み重ね」で成り立つことから、主観的な情報も必要不可欠なのです。

私たちは、客観的情報と主観的情報を同時に記録する方法として、「鈴木式チャート」をおもに利用しています。このチャートは、歯列を簡素化した図に「見た情報をそのとおりに描きこむ」ことで具体的に記録することができます。また余白や裏面に主観的な情報を書き込むことで、両者を容易に確認することができます。

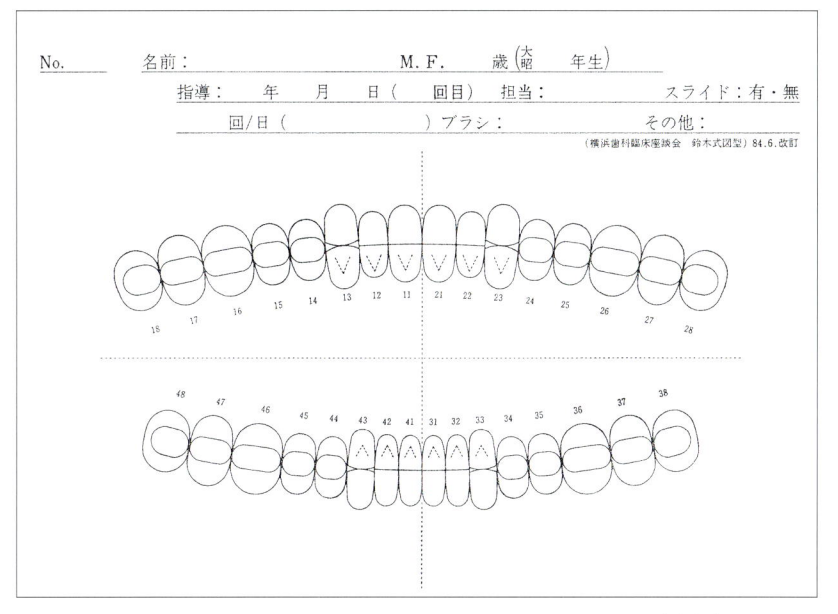

（鈴木式チャート）

次ページに記載例を紹介しますので、参考にしてくださいね！

Key Point　必要に応じてさまざまな情報を記録します！

- 主訴や気になっていること
- 歯と歯肉の状態（う蝕、炎症、傷などの状態や変化）
- プラークの付着状態
- 現在の磨きかた
- 指導内容（具体的に）
- 患者さんの反応（言葉や態度）
- プロービング値
- 次回までの課題、目標　など

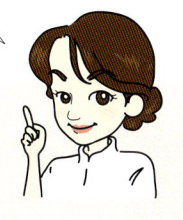

鈴木式チャートの記載例

おもて面は、おもに口腔内の状態を記入しています。また、それを見せながら指導を行うこともあります。まずは出血部位や歯肉のようすを記入し、そのあと患者さんと一緒にチャートを見ながら口腔内と照らし合わせていきます。

その際、ただ現状を説明するのではなく、「ここはどうして出血したのかしら？」「歯肉に傷がついているのはなぜ？」と考えてもらえるような投げかけをしていくと、患者さんからいろいろな声を拾えます。口腔内を見せるだけでなく、チャートに記して示すことで、磨き残しの特徴や問題のある部位などが鮮明になり、患者さんの意識に深く残るようです。

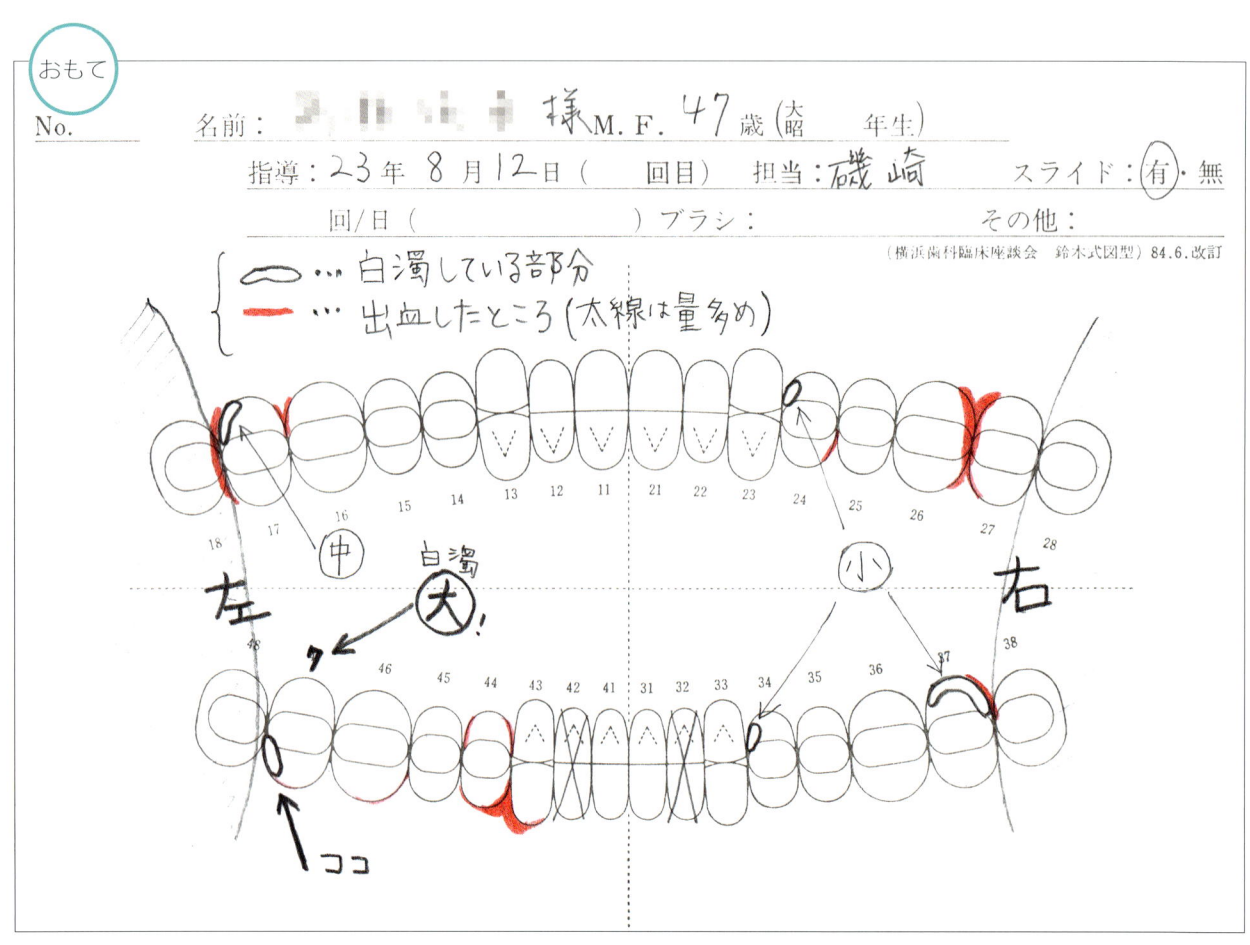

注：患者さんが鏡で見たときにわかりやすいよう、歯式とは左右逆に書いています。

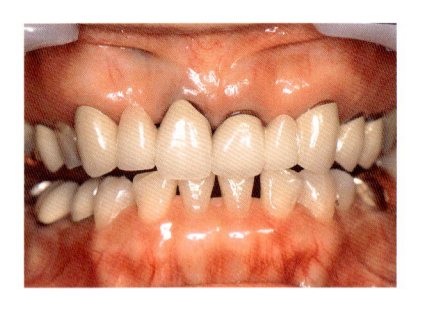

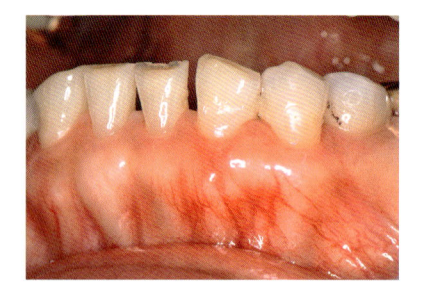

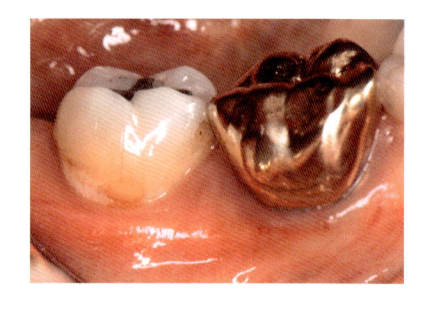

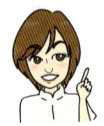

この患者さんの口腔内写真です。全体的には上手に磨いていますが、7̄頰側が白濁していました。一緒に検証してみると、臼歯部への歯ブラシの入れにくさから、歯面に毛先が当たっていないことがわかりました。また BOP 部位については、その炎症のようすを見ていただきました。軽度の炎症だったので、あえて技術指導はせず、次回までの患者さんの課題としました。

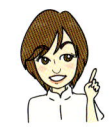

うら面には、技術指導内容を記入しています。特に指導中の会話の具体的な言葉や患者さんのようす（表情なども含む）は、できるだけ詳しく書き留めています。

その場の雰囲気がリアルにわかる書きかたを心掛けると、チャートを見返すたびにそのときの情景が鮮明に浮かび上がってきます。後から指導をふり返る（☞90ページ参照）ときにも役立っています。

チャートは、誰でも内容が確認できるように、カルテとともに保管しています。

右のチャートは、他の患者さんの例です。患者さんの状態に応じて、書きかたもバリエーションをつけています。

また、チャートを患者さんにお渡しすることもしています。「医院用」と「患者さん用」の2枚を作成するのです。患者さん用のチャートには、励ましの気持ちを込めてコメントを入れると喜んでいただけます。上手な部分を記してほめたり、患者さんが発見した磨きかたを書き入れたりすると、モチベーションアップに繋がります。

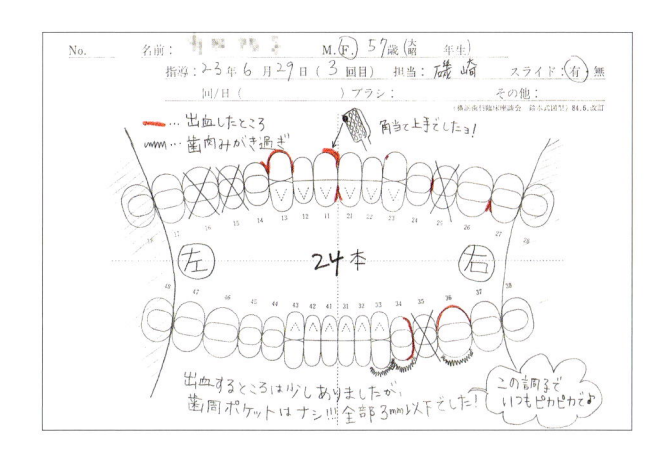

他のチャートでも、もちろんOK

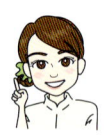

患者さんに指導したときには、患者さん用とは別に、記録用のチャートを必ず残すようにしています。

私の勤務先では右のようなチャートを使用していますが、口腔内の所見だけでなく、患者さんとの会話の内容も書くようにしています。何気ない世間話からも次回の指導につながる貴重な情報が得られることが多いからです。知りえた大切な情報は、しっかりと書き留めておきます。

次回の予定は、必ずその日のうちに決めておきます。

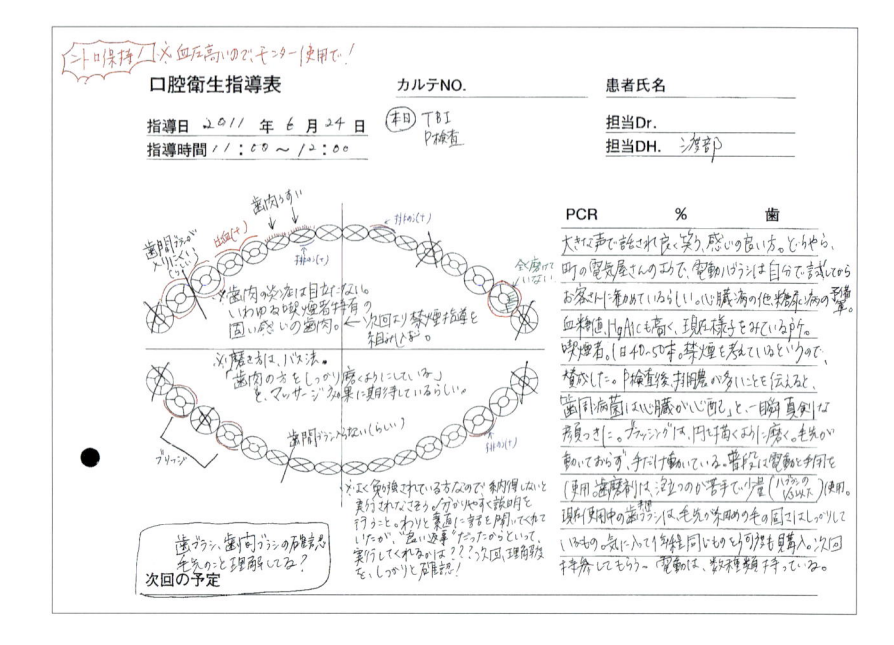

私の勤務先では、下のような複写式の実施指導用紙を記録としても使っています。1枚目は指導書として患者さんに渡し、2枚目をチャート代わりに記入してカルテに貼り保存しています。

私はワンポイントで指導をしたところを、患者さん（あるいは家族）がご家庭でも実践できるように、指導したことをわかりやすく絵にして伝えることが多いです。下はお母さんに向けて書いた例です。お母さんにわかりやすい言葉（たとえば最後臼歯を「とんがった歯（犬歯）から4番目」のように）を選んで指導したので、指導中の"合言葉"のまま記入しています。

指導後は短時間で指導書を書き、患者さんをお待たせしないように心掛けています。一方チャートには、後から思い出したことを追加することもたびたびあります。

指導書を渡す際、「こんなにていねいに書いてくれたんですね！　わかりやすいです」などといったうれしい言葉も聞けると、こちらの励みにもなり、次回の来院が楽しみになります。

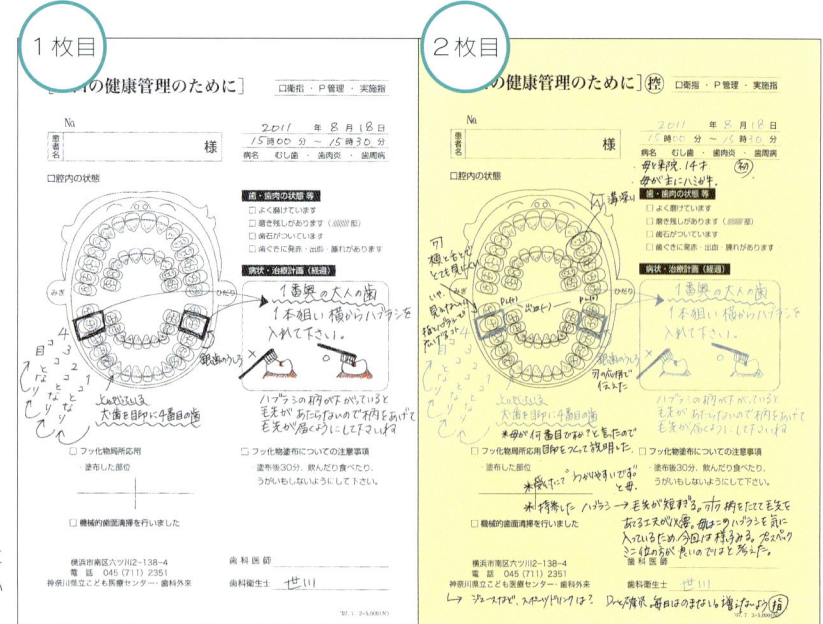

1枚目は「患者さん用」。複写された2枚目に情報を追加して、チャートとして使用しています。

Skill up Question 1
1回目の指導はどのように始めたらいいですか？

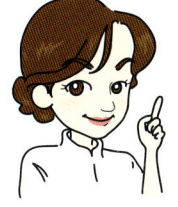

A 「ワンポイント指導」をおすすめします！

　私たちは、1つの部位に注目し、その部位の経過を追っていくことを「ワンポイント指導」と呼んでいます。指導するワンポイント部位は、指導者が見つけてもよいですし、患者さんに考えてもらいながら一緒に決めるのもよいでしょう。

　たとえば最初から全顎を赤染めしてしまうと、患者さんも指導者もさまざまなところが目につき、指導が散漫になりがちです。指導のはじめは毛先磨きを学ぶことが目標となるので、**毛先磨きを体験し、身につけ、それによってよくなったことを実感できるような部位**を選んでワンポイントとするのです。

　この指導法は、ポイントを絞っているので、患者さん自身も変化に気づきやすいというメリットがあります。患者さんにとって、自分の問題点が改善しているという実感を持てることはうれしいものです。やがて指導部位以外にもワンポイントで練習した技術を応用しはじめる、という行動変容も見られます（波及効果）。

　なお指導者は、患者さんの口腔内だけでなく、技術や行動の変化など、**どんな小さなことも見逃さないように**しましょう。

ワンポイント指導の利点

1 指導が散漫にならず、基本が伝えられる	2 変化・効果を伝えやすい	3 患者さんと一緒に目標設定できる
4 患者さん・歯科衛生士双方にとって指導が負担にならない	5 指導が短時間ですむ	6 波及効果が期待できる

Key Point ポイントを絞れば変化が見える！

症例で見る「ワンポイント指導」

症例：K君（18歳・男性）

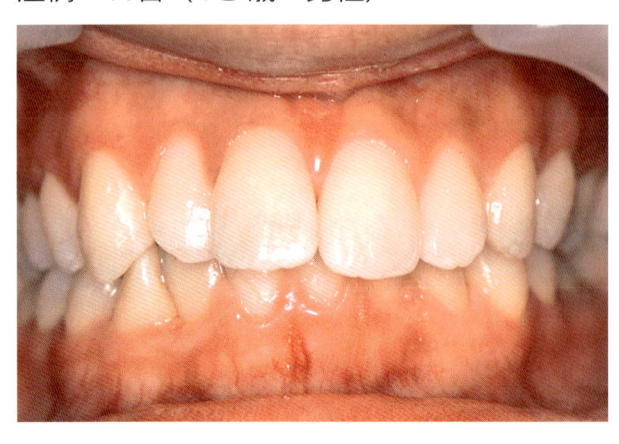

青年期の男性K君に、ワンポイント指導を行った症例をご紹介します！

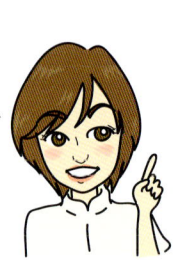

言葉数が少ない青年で、質問してもうなづくか、首をかしげるか、首をふる程度。そこで指導の際には、表情や態度をよく見て接することを意識し、答えやすい質問を心掛けました。

初回指導時に決定したワンポイント部位

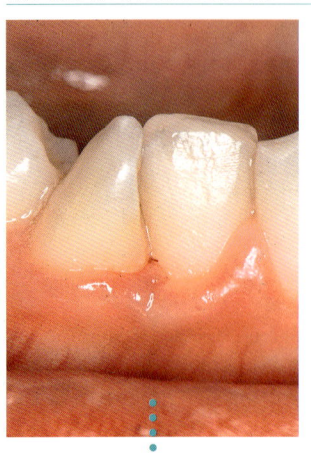

　全体的に軽度の歯肉炎が見られるため、プラークコントロールの必要性の理解と、それを継続することによる効果を体験できるよう、歯肉に注目してもらうことにしました。
　鏡でよく観察してもらい、歯肉の色について一緒に検討してみましたが、K君は問題を認識していないようすでした。

　そこでプロービングを行い、出血を見てもらいました。するとK君は出血の時点で表情が変わり、もっとよく見ようと、身体を乗り出してきたのです。
　"よし！ ここだ！"
　出血量が多かった3 2 を特にジッと見つめていたので、そこをワンポイント部位に決定しました！

Key Point　「見やすい・変化しやすい・患者さんが気になっている」そんな部位がワンポイント指導に最適！

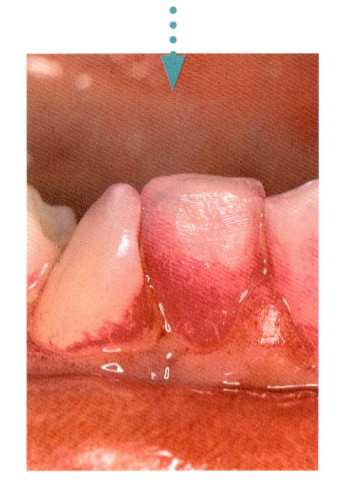

　出血したところにどれくらいプラークがついているか見てもらおうと、赤染めを行い、ブラッシングの練習をしました。さらにBの鉛筆を用い（☞47ページ参照）、より確実な毛先の当てかたを探してもらいました。何度かくり返すことでK君は何か

をつかんだようで、「そうか！」という表情になってきました。
　その日はそこまでで指導は終了し、K君と次回までの目標を決めました。それは「出血を減らすこと！」です。

Key Point　患者さんに、磨きかたを見つけてもらおう！

次回来院時にK君と決めた目標が達成できるか、楽しみです！

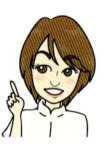

2回目以降は、徐々にレベルアップを目指す

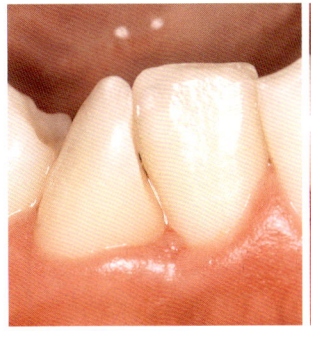

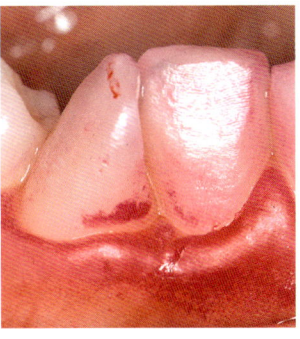

　1週間後、ワンポイント部位のことだけ家でどうしていたか聞いてみると、「特に力と角度を気にした。磨く時間を増やした」とのことでした。私はこの行動を大いにほめました。
　「歯肉の色もよくなっているよ」と伝え、出血量の変化を一緒に観察したところ、前回よりもかなり減っていました。K君自身も改善を確認でき、うれしそうでした。
　今回も赤染めをして、より細やかな毛先の当てかたをつかんでもらいました。

Key Point 選んだ部位の変化だけを診る・歯肉から磨きかたを読む・行動の変化を聞く・何が起きたのかを伝える——レベルアップに向けて「確認」をくり返そう！

他の部位への波及効果が！

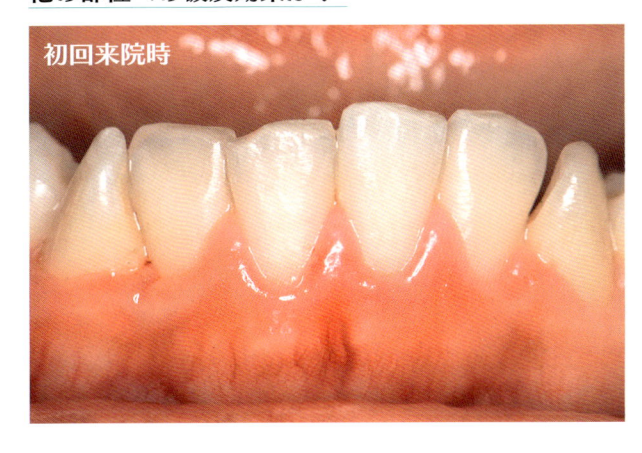

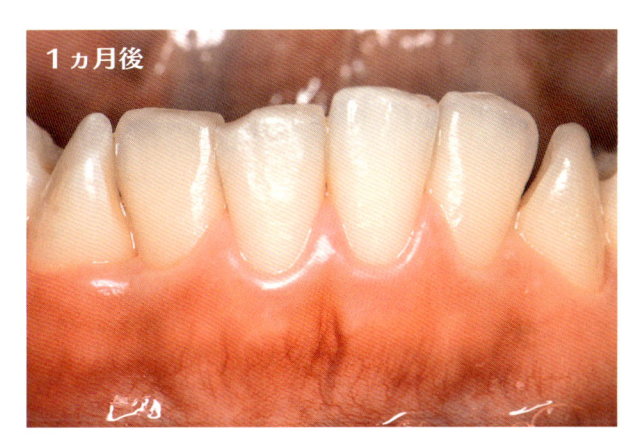

初回来院時　　　　　　　　1ヵ月後

　1ヵ月後には、ワンポイント部位の$\overline{3\,2}$を含め、指導をしていない$\overline{3\,\overline{+}\,3}$や他部位まで、波及効果により改善してきました。
　K君はこの変化に清々しい表情を見せ、喜んでいるようすでした。

ワンポイント指導を行ってみて

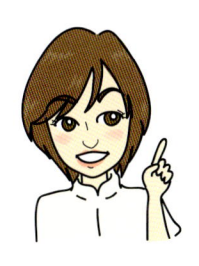

　K君は、1回目の指導で、毛先を当てる角度とブラッシング圧の2つのポイントに気づいてくれました。毛先磨きの原則から見ると不完全ですが、K君なりの気づきなので大切にしたいと思います。ワンポイントならば赤染め範囲が少なくすぐ落とせるので、ダラダラ磨くこともくどくど指導をすることもありません。その日の気づきに価値を感じてもらうことで、指導を締めくくることができました！
　不完全な磨きかたが完全になっていく過程では、K君にその都度の納得があるようすがうかがえ、私もうれしくなり指導が楽しかったです。
　青年期の特徴として"はっきりとした反応が返ってこない"が挙げられますが、集中して取り組む「ワンポイント指導」だと、やりとりもしやすく、うまくいきやすいと思います！

ワンポイント指導を実践してみよう

ワンポイント指導のすすめかた

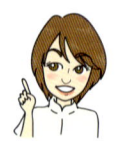

その患者さんにとっての最適なワンポイント部位はどこなのか、選ぶことがまず最初のステップです。わずかな変化も見逃さず、患者さんと一緒に成果を確認するために、ワンポイント指導した内容はチャートや口腔内写真でしっかり記録に残しておきましょう。

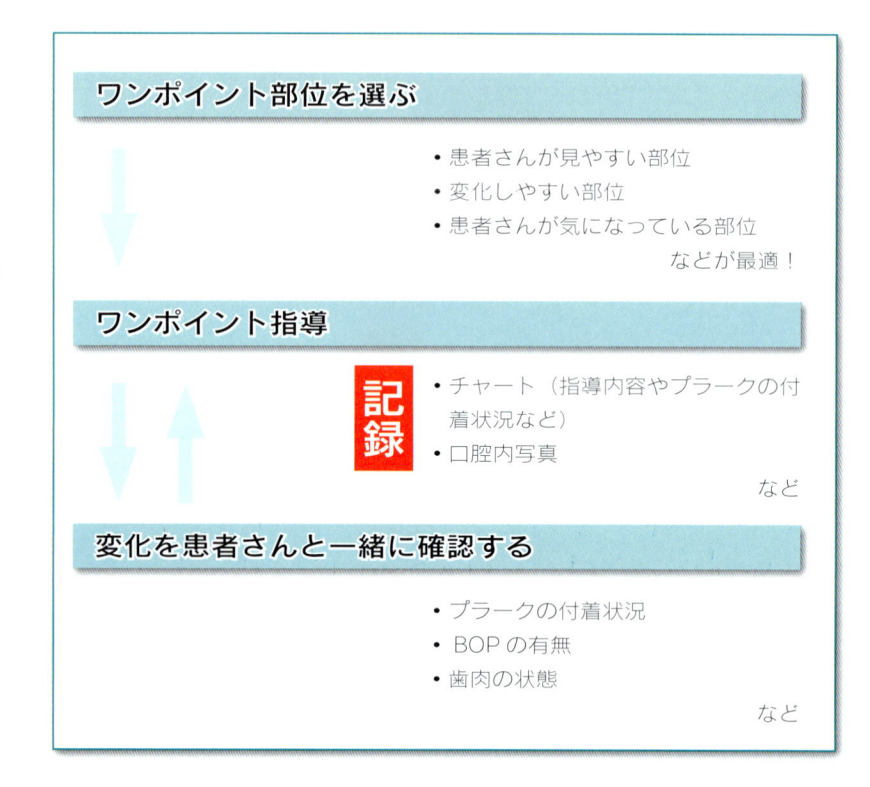

ワンポイント部位を選ぶ
- 患者さんが見やすい部位
- 変化しやすい部位
- 患者さんが気になっている部位

などが最適！

ワンポイント指導

記録
- チャート（指導内容やプラークの付着状況など）
- 口腔内写真

など

変化を患者さんと一緒に確認する
- プラークの付着状況
- BOPの有無
- 歯肉の状態

など

私たちもワンポイント指導しています

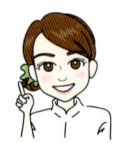

「動機づけがうまくいかない」、「患者さんを変えるひと言はないか」と悩んでいる歯科衛生士の声をよく聞きます。私はあれこれ思案するよりも、患者さんが効果を実感できるワンポイント指導を取り入れてほしいと思います。

毎回その部位について、「どのように磨いていたか」、「どんなことが変わったか」、「何か気がついたことはないか」など話題が広がるので、一方的な指導ではなく、患者さんと一緒に前進できると考えています。

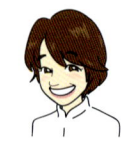

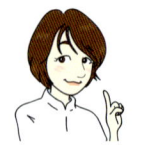

1ヵ所に集中することで歯磨きの基本を理解しやすくなりますし、その変化も感じやすくなります。それがきっかけとなって、いろいろなところで効果が上がってくるんです。その変化を伝えることで、患者さんの意識も高まります。

ちょっとした空き時間に、効果的にブラッシング指導ができるのはとてもありがたいです。範囲がしぼってあるからこそわかりやすい、患者さんにやさしい指導です。

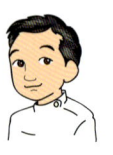

5日目　指導力 —臨床での展開方法を学ぼう—

Skill up Question 2

Q つい問題点の指摘ばかりしてしまいます。患者さんを責めているようで、心苦しいのですが……。

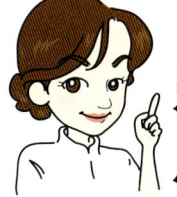

A 患者さんを受け入れる・ほめる指導を心掛けましょう！

　ブラッシング指導をしていると、磨けていないところや炎症の残った歯肉などにどうしても目が行きやすいものです。そして問題点の指摘ばかりする指導になりがち。せっかく指導をしたのにその成果がなかなか現れなければ、指導した私たちとしてはがっかりですね。

　「患者さんに変わってほしい」と思ったら、ひとまず今の患者さんを受け入れることが大切です。悪いところの指摘ばかりされていては、患者さんは楽しい気持ちで来院することができませんね。愛のムチのつもりでも、患者さんは痛みばかり感じているかもしれません。

　たいていの患者さんは、まったく努力をしていないわけでも、前回の指導をすっかり忘れていたわけでもないでしょう。ただ、私たちの期待どおりではなかったということだけなのです。思いどおり・理想どおりの変化がなければないほど、口腔内を詳細に観察したり、患者さんの行動や気持ちを聴いていきましょう。そのときは、患者さんを否定しないでください。患者さんは、自分を否定されず受け入れてもらえることで安心します。

　患者さんの話をよく聴いていると、患者さん自身が自分の行動をふり返ることも多いはずです。ほんの少しの気づきや変化を私たちと共有することから、患者さんが変わるきっかけが見つかるかもしれません。

　患者さんを受け入れ、少しでもいいところを見つけてほめる指導を心掛けると、患者さんも私たちも楽しくなってくるでしょう。

Key Point　うまくいかないときこそ、患者さんの声を聴こう

■ 一緒にチャレンジ！　あなたならどう受け入れる？ほめてみる？

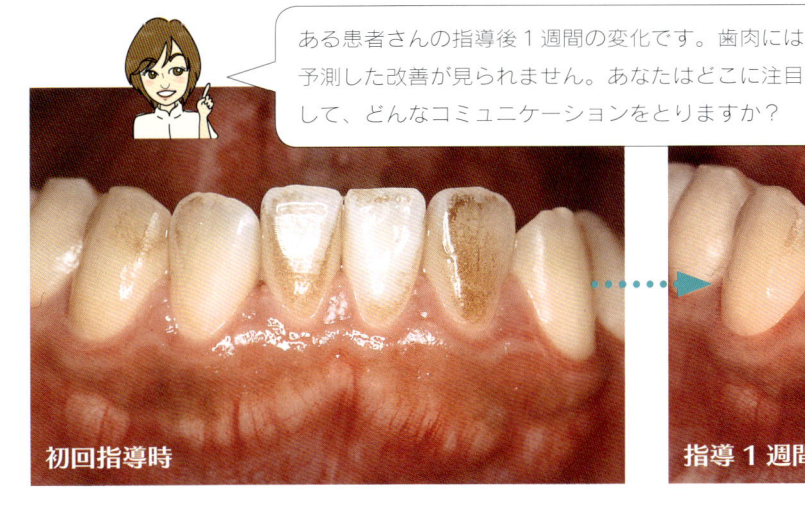

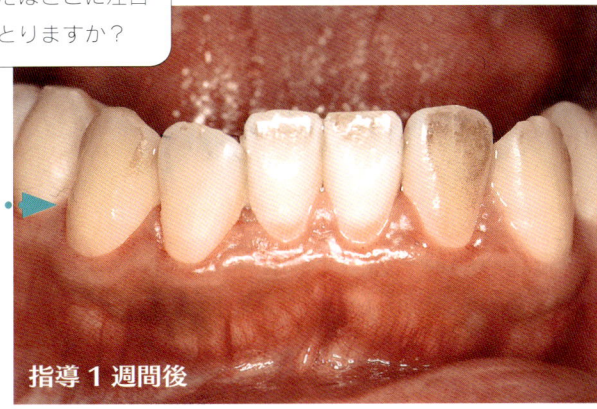

ある患者さんの指導後1週間の変化です。歯肉には予測した改善が見られません。あなたはどこに注目して、どんなコミュニケーションをとりますか？

初回指導時　　　　　　　指導1週間後

85

私たちなら、ここから指導を展開します

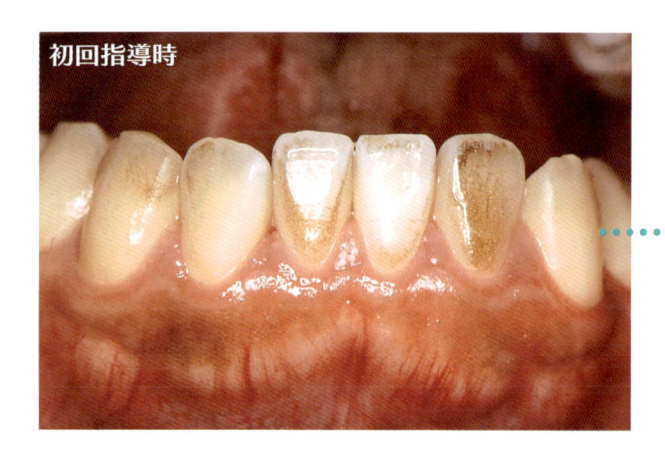

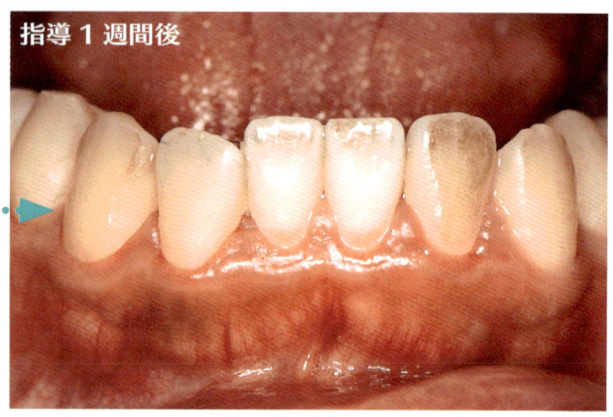

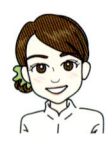

初回指導時 → **指導1週間後**

「歯の表面がきれいになっていますね！ 着色も落ちていますし、気にして磨かれたのではないですか？ どのようにしてこんなにきれいになさったのですか？」

ブラッシングへの意識の変化を聞きたい！

着色を落としてきたということは、きれいにしたいという気持ちが生まれた証拠だと思います。その行動に話題を持っていくことで、患者さんの関心がどこにあるのか探ることができ、そこから次の指導のきっかけをつかみたいとおもいます。

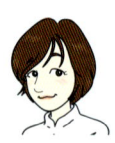

「歯の根元までよく磨くように意識されたのではないですか？ 歯ブラシの動かしかたは、どのようにされていましたか？」

歯間乳頭に横磨きの傷を発見。その原因を確認したい！

的確な磨きかたではないとしても、磨いてきた行動はほめます。これは磨きかたと歯肉の関係を伝えることで傷に注目してもらい、どうしたら問題を起こさずに磨けるか話題にしたいからです。また今後も一緒に歯肉の変化を追いながら進めていきます。

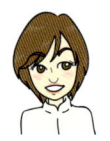

「右側の歯肉炎が治ってきていますよ！（前回の写真を見せて比べながら） $\overline{32}$ の歯肉のキワの色がよくなっています！ ここはどんなふうに磨いていましたか？」

うまく磨けている部分をより確実にし、波及効果をねらいたい！

改善した要因を明らかにすると、患者さんは「そうか、これがいいのか」と前向きに取り組む姿勢になってくれます。少々の修正が必要な場合でも「これをプラスするともっといい」と感じてもらえる投げかけをして、やる気度アップを図りたいです。

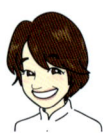

「意識してブラッシングされたようですね。舌もきれいになっています。練習は前歯だけなのに、これはスゴイです！ どのように磨いていらしたんですか？」

ブラッシングは口腔全体の健康につながることに気づいてもらいたい！

ブラッシング時、口腔内は歯ブラシで刺激されます。適度な刺激により唾液分泌、舌や頬の動きもよくなり自浄作用も高まります。口腔内全体の健康や機能維持をも視野に入れたブラッシング指導を通じて、患者さんの健康感を高めたいです。

症例で見る「受け入れる・ほめる指導」

症例：Tさん（68歳・男性）

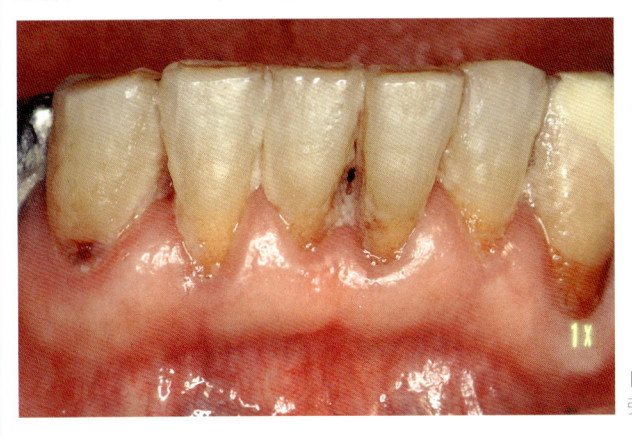

ここでは磨く意欲があまりないTさんに、ほめる指導で臨んだ症例をご紹介します！

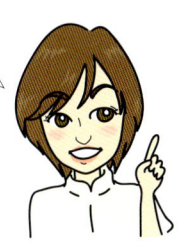

「どうせ総義歯になるから、歯磨きはまったくしない」と言い張る患者さん。ブラッシング指導は頑として拒否していました。

患者さんを「やる気がない」と決めつけない

「独りだから口臭にうるさく言う人もいないし……」「まぁ、気が向いたときに週1回くらいは磨くかな」

Tさんはそんな感じの患者さんでした。いつもしゃれた身なりで機知に富んだ会話をするのに、ブラッシング指導に関してはどうしても聞き入れてくれませんでした。

どこかに「磨く意欲」につながるポイントはないか考えていましたが、なかなか見つかりません。話題転換で歯磨き以外の毎日の習慣について話をしてみたところ、「ループタイかな」とこだわりを教えてくれました。

"ここがポイントだ"

「そんなにおしゃれなんだから、前歯だけでも毎日磨いてピカピカにしたらもっとステキなのに！」とすかさず返したところ、Tさんは声を出して笑うだけでした。

これ以上歯磨きの必要性を説いても反発の気持ちが残るだけで意欲にはつながらないと判断して、今日はおわりにしました。

"自分の変化"に気づく→相乗効果につなげる！

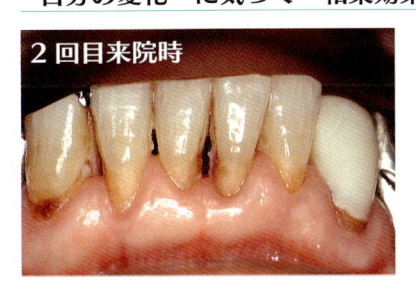

2回目来院時

2回目来院時に、何か変わったことはないかと質問すると「週3日くらいは磨くようになった」とのこと。理由は「なんとなくね」でしたが、歯肉にも変化が出たことを伝えると、自分の変化に感心されていました。

鏡でよくなってきた歯間乳頭を確認してもらうと、ねらいどおりプラークに気づいてもらえたので、歯間部のプラークを落とすことを目的に歯間ブラシを紹介しました。

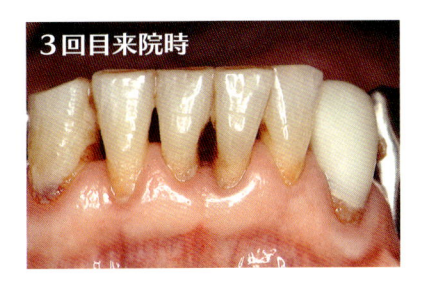

3回目来院時

すると次回（3回目来院時）には、歯間部のプラークを落として来院されました。

「歯肉も改善されましたよ！」と喜びを伝え、「ステキです！」とつけ加えると、Tさんもとても満足そうな笑みを返してくれました。

Tさんの磨く意欲も高揚してきたので、次の目標は「炎症を治す」ことにしました。

ここからがスタート。ようやく技術指導に入れそうです。

Key Point 患者さん十人十色の習慣とその理由を受け入れて、先入観や否定する気持ちを持たずに、ペースをあわせてコミュニケーションして行きましょう！

6日間で極める！　磨ける・伝わるブラッシング指導

Skill up Question 3
Q 今日、何をしていいのかわかりません。指導をマンネリ化させないためには、どうしたらいいですか？

A PDCAサイクルを活用してみましょう！

　指導が毎回同じになってしまったり、誰に対しても似たり寄ったりになってしまうのは、そもそもその指導が個別指導になっていないからではないでしょうか。単に方法論を教えたり、型どおりの『正しい磨きかた』を指導するだけでは、1対1による指導の機会を活かしきれていません。

　そんなときにおすすめなのが、PDCAサイクルの考えかた。PDCAサイクルとは、ビジネスの世界では新社会人にすぐに叩き込まれる一般常識の1つで、「計画」（Plan）→「実行」（Do）→「評価」（Check）→「改善」（Act）

をくり返しながら、事業の改善を進めていくというものです。これをブラッシング指導に応用してみましょう。

　患者さんと相談しながら最初の計画を立てて（Plan）、それに従って指導をし（Do）、その指導を評価して（Check）、改善点を見つける（Act）。さらに改善点を考慮して次の計画を立てて、再び指導する……このサイクルをくり返していけば、いつも同じ指導にはならないはずです。

　PDCAサイクルで考える習慣をぜひ持ちましょう！

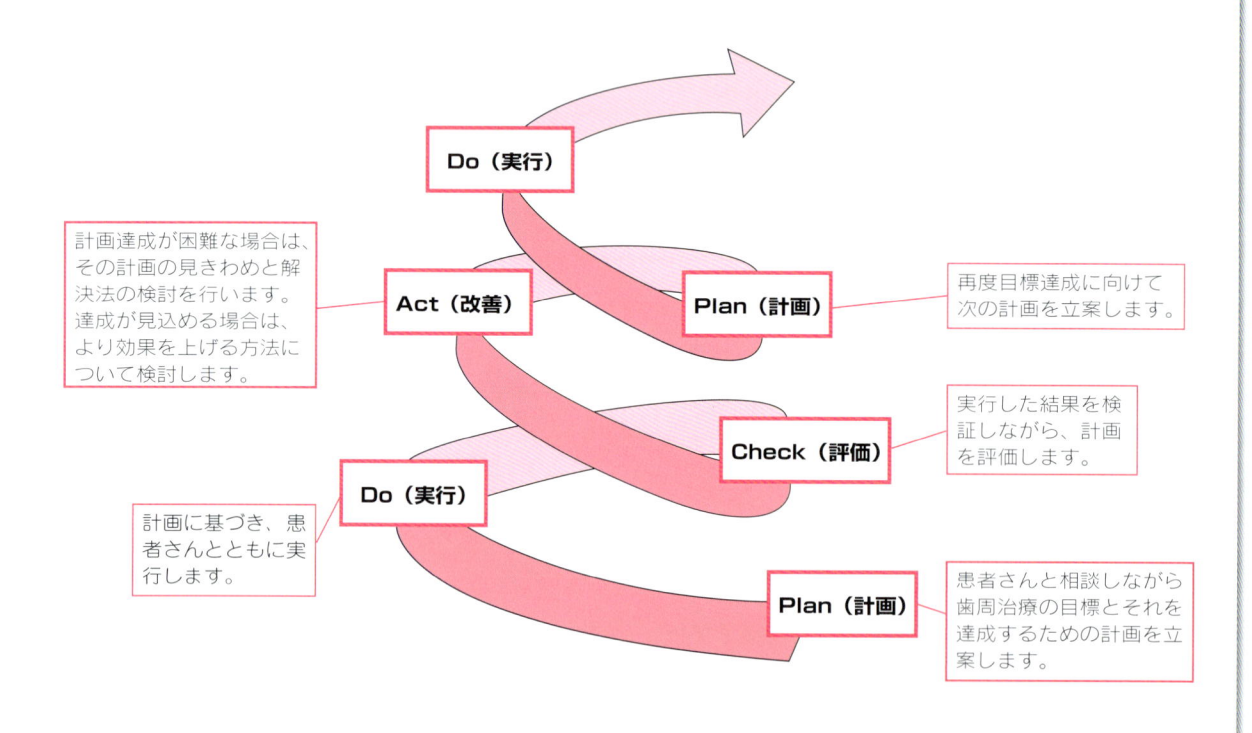

Do（実行）

Act（改善）　計画達成が困難な場合は、その計画の見きわめと解決法の検討を行います。達成が見込める場合は、より効果を上げる方法について検討します。

Plan（計画）　再度目標達成に向けて次の計画を立案します。

Check（評価）　実行した結果を検証しながら、計画を評価します。

Do（実行）　計画に基づき、患者さんとともに実行します。

Plan（計画）　患者さんと相談しながら歯周治療の目標とそれを達成するための計画を立案します。

Key Point　Plan → Do → Check → Act の習慣を持とう！

88

ブラッシング指導でPDCAサイクルをどう使う？

初回指導時

　はじめに口腔内の状態などからブラッシング指導の目標を決めます。その目標は、最初は小さく短期間で達成できるものにしましょう。その目標達成をくり返していくうちに、口腔内の健康獲得に近づいていくのです。

　まず短期目標を達成するための計画を患者さんと一緒に立て、実行します。たとえば『毛先磨きの基本を学ぶとともに、その効果を体験する』という目標を決めたら、その目標を達成する手段として『下顎前歯唇側の出血が止まるようにブラッシング技術を習得する』という計画を立て、実行します。その際、次回までの変化や改善の予測を立てておくことがポイントです。次の来院までの間隔は、出血が止まると思われる日数や患者さんのやる気、器用さなどを考慮して決定します。患者さんにもその予測を伝えておくことで、目標達成への意欲が継続できるようにします。

2回目の指導時

　2回目には、前回の指導の結果と自分の予測とを比べながら、計画を評価します。患者さんの磨きかたや歯肉の変化が自分の予想と異なり、計画が達成できていなければ、『下顎前歯唇側の出血が止まるようにブラッシング技術を習得する』という計画は修正が必要です。

　『正しい毛先磨きができていたか』、『指導の範囲が広すぎなかったか』、『期間が短すぎなかったか』など、患者さんの歯肉や言動を観察します。

　計画を達成できなかった要因を見つけられたら、それをもとに、『２１に限定して指導しなおす』など新たな計画を立て、実行します。それ以降は、評価→改善→計画→実行……というサイクルをくり返しながら、少しずつ健康獲得のステップを登っていきます。

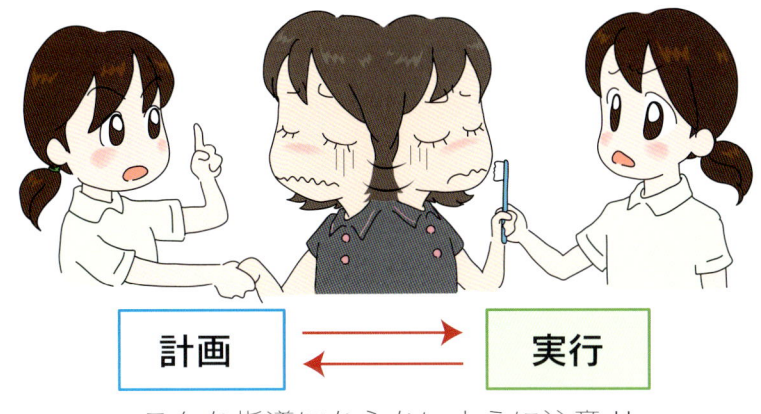

計画 ⇄ 実行

こんな指導にならないように注意!!

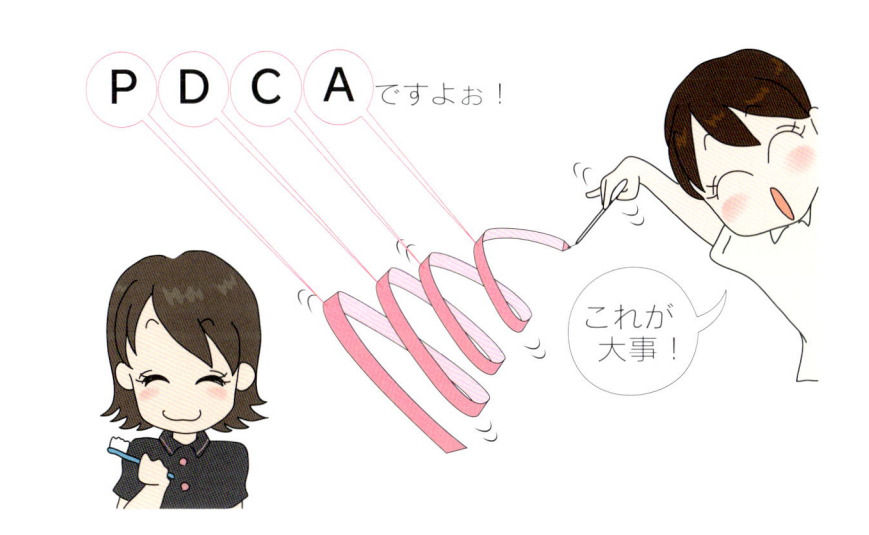

PDCAですよぉ！

これが大事！

正しく評価する目が必要！

　PDCAサイクルを応用していく際に難しいのは、「正しく評価する」ということです。正しく評価されないと改善が生まれず、計画→実行、計画→実行のくり返しに陥ってしまい、計画の見直しができないことになります。なお、**患者さんを評価するのでなく計画を評価する**ことがポイントです。**患者さんの磨きかたや歯肉が指導の予測どおりにならないということは、その計画に無理がある**ということです。

　正しく評価するためには、歯肉を見る目も必要です。患者さんの口腔内写真を撮影し、じっくりと前回との違いを比較検討することが大切です。また、人間観察の力も大いに必要です。コミュニケーション能力を身につけ、患者さんの言うことや気持ちを理解することが欠かせません。

　計画を修正することは、自分自身をチェックすることにもなります。継続して行えば、あなたの指導力アップに繋がるでしょう。

Skill up Question 4

ブラッシング指導がもっと上達するには、どうしたらいいでしょうか？

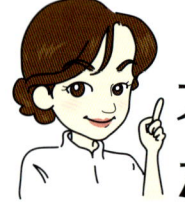

A 大切なのは「指導をふり返り、患者さんから学ぶこと」です！

　ブラッシング指導が上達するためには、今、自分がどんな指導をしているのか知ることが大切です。

　一見うまくいった指導のように見えても、見かたを変えればもっと違うアプローチがあったかもしれません。また失敗したと思っている指導でも、実は変化が小さくて見逃していただけのような場合もあります。

　指導をやりっぱなしにせず、ふり返ることで、指導をしているときには気づかなかった点に改めて気づくことができます。患者さんについてより深く知り、そして学ぶことで、よりよい指導が行えたり、よりよい関係が作れるでしょう。

　指導をふり返る際は、以下のようなステップで行うことをおすすめします。また、医院内や仲間との勉強会で発表し、先輩や同僚とディスカッションすることで、より一層大きく成長できるでしょう。

ステップ	ポイント
ふり返りたい症例に関する資料を集める。	・口腔内写真、チャート、カルテなどの資料を準備する。
口腔内写真やチャートを、指導日ごとにグループ分けする。	
指導日ごとに「患者さんに指導したこと」「目標設定したこと」を書き出す。	
指導日ごとの「患者さんからの言葉」を書き出す。	・できるだけ思い出してくわしく書く。 ・聞き流してしまった言葉が、意外なキーワードになることも！
指導日ごとに、どんなことでもいいので、いま気がついたことを書き出す。	・「今だったらどうするか」を書き出してみる。
以下の4つの反省ポイントで、指導をふり返る。 　1．患者さんの話を聞けていたか？ 　2．前回の確認をしていたか？ 　3．よくなったところを見つけていたか？ 　4．一貫性のある指導をしていたか？	

Key Point　指導をふり返る習慣は成長につながります！

歯科衛生士1年目M子のふり返りを見てみよう

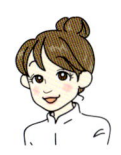

「患者さんに合わせた技術指導」を心がけているんですが、患者さんの「またやるの？」的な雰囲気が怖くて、どちらかと言うと患者さんにふり回されがちな指導になってしまいます。

左ページに習って私の指導を書き出してみました！

初回指導時

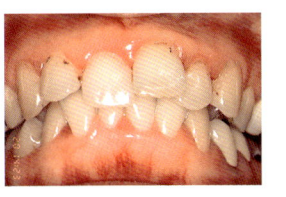

【資料からの所見】
- 全顎的にBOPが認められる。
- ブラッシング圧が強いため、傷が多々あり。

【指導内容】
- 歯肉の傷、出血のようすを見せ、毛先磨きでねらって磨くと改善することを伝えた。
- ブラッシング圧、ストロークを修正した。

【患者さんの言葉】
- 「歯磨きはなんとなくやっているだけだけど、1日3回はしっかり磨いていますよ」
- 出血していることを聞いて「なんとなく腫れていると思っていました」

【今、気がついたこと】
- 患者さんが口にされたことに対しての返答をしていなかった。
- BOP診査の際に、どの部位から出血するのか見てもらえばよかった。

2回目（初診より1ヵ月後）

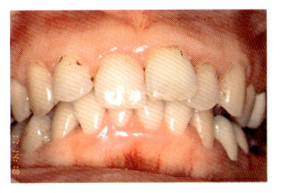

【資料からの所見】
- 歯肉が改善している。
- 傷が少なくなった。

【指導内容】
- ある程度磨けているようだったので、次のステップに移るために赤染めをしてプラークが残っている部分をお知らせし、練習した。
- 近遠心への歯ブラシの当てかたについて、角度を変える必要があることを伝えた。

【患者さんの言葉】
- 「来院前にしっかり磨いてたけれど、まだ磨けていないんですね」
- 「毛先を当てる角度を変えるのは難しいですね。変えないとプラークは落ちないのかしら？」

【今、気がついたこと】
- BOPがどう変化したか、確認していなかった。
- 歯肉の変化についてあまり話題にしないまま、次の指導に移っていた。
- 「しっかり磨いている」というアピールをくり返しているのに、きちんと取り合わずに受け流していた。

3回目（前回から1ヵ月後）

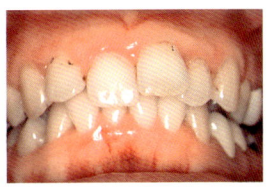

【資料からの所見】
- 少々後戻りしている。
- 歯肉縁の赤みが目立つ。

【指導内容】
- 毛先磨きの基本はほとんど伝えたので、患者さんの希望もあり、臼歯部の磨きかたについて練習した。
- またブラッシング圧が強くなっていたので、修正した。

【患者さんの言葉】
- 「前歯の磨きかたはわかったけれど、奥歯はどうやって磨くのですか？」
- 「歯磨きの力って、ついつい入っちゃいますね。言われた直後は気をつけるんだけれど」

【今、気がついたこと】
- 歯間乳頭の炎症が目立ってきているのに、それに対する指導ができていない。
- 患者さん自身もその意識がなく、前歯の磨きかたに納得してしまっている。

4回目（初診より3ヵ月後）

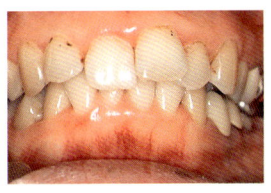

【資料からの所見】
- 歯間乳頭が腫れたまま。
- 近遠心のプラークが目立つ。

【指導内容】
- ブラッシング圧も毛先磨きも定着していないので、改めて意識してもらうように声をかけた。
- 極細毛の軟らかい歯ブラシを持参されたので、おすすめの歯ブラシを説明した。
- 全体の磨きかたについて再度確認をしたので、検診に移行。

【患者さんの言葉】
- 「ついつい力が入ってしまって歯肉に傷がつくといけないので、軟らかめの歯ブラシを選んだの。傷はないんじゃないかしら？」
- 「歯磨きは気にしてやっているけれど、朝は出勤前で時間がないから、ざっと横磨きで、歯と歯のあいだに毛が入るように磨いています」

【今、気がついたこと】
- あまりの技術定着のなさにがっかりしていましたが、口で伝えるだけの指導日もあったことに反省。
- 歯ブラシの選びかたについて説明したけれど、プラークの落ち具合を比べて見てもらってもよかった。
- 仕事をしていることを初めて知った。

「4つの反省ポイント」（90ページ参照）で指導をふり返ってみました！

1．患者さんの話を聞けていたか？

初診時、患者さんが「腫れていると感じていた」部位がどこなのか、具体的に確認すればよかったと思いました。出血を話題にしたことで、患者さんの炎症に対しての意識が改めて上がったのに……。

これからは、こうしてみます！
患者さんが気にしていることに耳を傾けて、もう少しくわしく聞いていきたいです。そこからワンポイント指導が始められるし、緊張している患者さんには「聞いてもらえる安心感」を持ってもらえそう！

2．前回の確認をしていたか？

2回目は、ついついプラークが残っている部分に目が行ってしまいました。こちらが気になったことを改善してもらおうと思うあまり、前回BOPに注目してもらったにもかかわらず、変化をお見せしていませんでした。

これからは、こうしてみます！
指導前には前回のチャートを見直して、注目するところを改めて意識して臨もうと思います。指導の始めには患者さんと一緒にふり返ることから始め、その結果を確認し合いたいです！

3．よくなったところを見つけていたか？

こうして並べて比べてみると、2回目の歯肉がずいぶんよくなっています。炎症が引きはじめて傷がなくなっているのに、患者さんの家での努力の声を聞いていませんでした。

これからは、こうしてみます！
よくなった要因を確認し合うことも大事な指導だと気づきました！　その磨きかたを改めて確認することで技術の定着につながるのではないかと。そうしていれば、3回目の後戻りがなかったかも！

4．一貫性のある指導をしていたか？

私の指導は目標設定や意識してもらいたい内容が曖昧で、結局あちこちに注目する指導になってしまいました。結果的に毛先磨きが定着せず、3回目は歯肉が後戻りしてしまったし、4回目には伝えたことと違う行動をしていました。

これからは、こうしてみます！
やはり「目標」が大事だと痛感しました。はじめの一歩、次の一歩……と、目標がレベルアップしていることを患者さんにも感じてもらえるような、つながりのある指導を目指したいです！

みんなでディスカッションしてみました！

ふり返り作業をしたことで、反省点がたくさん見つかったのですが、次にやりたいことも見つかり、ブラッシング指導にやりがいが出てきました！

今回のようにまとめて行うことも必要ですし、毎回の指導ごとにふり返ることも役に立ちますよ！

"ふり返りの4つのポイント"は、どんな使いかたをしたらいいでしょうか。

特に最初の3つを、どの順番でもいいので、毎回の指導の際に意識して進めるといいと思いますよ。

どれか1つというだけでは不十分ですし、3つのポイントが積み重なることで4つ目の「一貫性」につながりますからね。慣れてくるまでは、最初に行った「書き出し」を毎回してみるといいでしょう。

書き出しも気づくことが多かったです。「患者さんの声」の欄がほとんど埋まっていないうえに、応えることができていなくて。

指導の点検表のように使うこともできますね。後から気づいたことは、次の指導に活かせますから。

いいところもきっとあるはず！　会話の内容や行ったことをよく思い出しながら行えば、ブラッシング指導の上達につながりますよ。

院内でも検討してみようと思います。自分1人では見えなかった部分が浮き彫りになったら、より上達しますよね！

M子さん、イキイキしてますね！　その調子でがんばってね！

Skill up Question 5

ブラッシング指導のゴールはどこですか？ある程度よくなってくると、それから先、何をしていいかわかりません。

A ブラッシング指導の先にある『健康観の確立』を目指していきましょう。

　私たちはブラッシング指導というと、う蝕予防であるとか歯周病予防、または歯周治療というように、非常に狭義の意味でとらえてしまいがちです。しかし本当の私たちの目標は、ブラッシング指導を通してその人の健康観を確立し、『自分の健康は自分で守る』という意識改革を行うことではないでしょうか。

　私たちは今まで『歯が悪くなれば歯科医院に行って治してもらう』という受け身の姿勢だった患者さんが、ブラッシングを通して『悪くならないように自分で注意していく』というセルフケアの姿勢に変わっていくのを、たくさん経験しました。そのような患者さんは、口腔内だけでなく、必ず全身の健康というものに目覚めていき、食生活や運動など生活全般に注意をしていくようになるのです。

　また患者さんとの関係は10年以上の長期間に及ぶこともあることから、その時々に応じた健康像を理解することが必要でしょう。つまり、私たちは時間軸で患者さんをとらえ、来たるべき将来を見据えた指導をすることが求められているのです。

　そのような指導ができるようになるためには経験も必要です。いつも患者さんと正面から向き合い、真摯な姿勢で対応しているうちに、患者さんの心の声を聴くことができるようになるのではないでしょうか。

　私たちも歯科衛生士として、また1人の人間として常に成長を続けることが、患者さんの信頼に応えることにほかなりません。患者さんとともに歩み続けましょう。

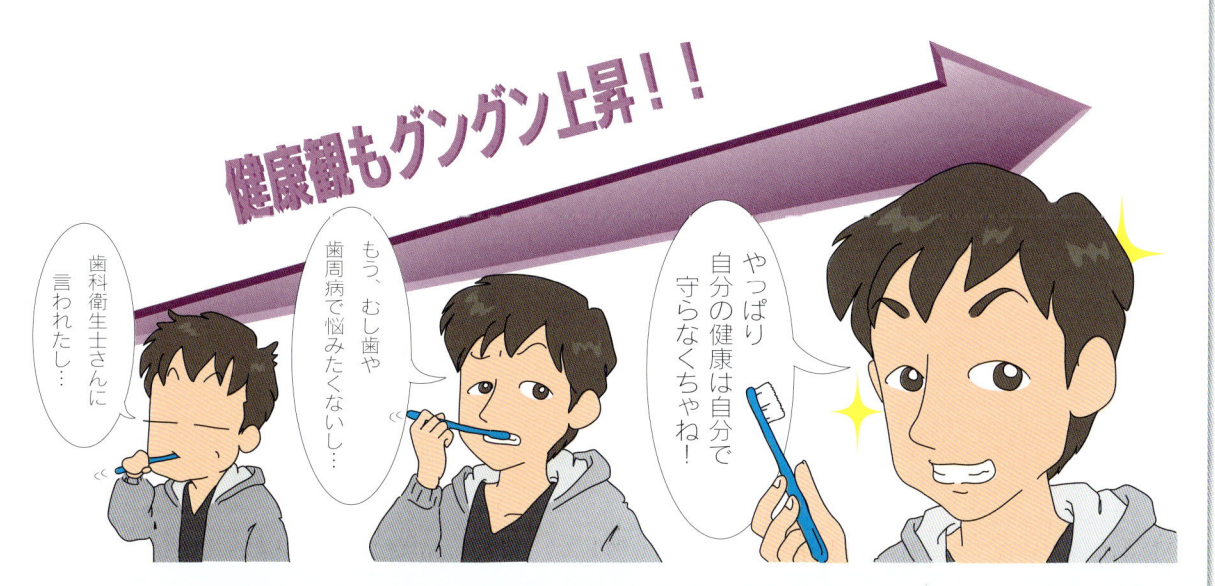

Key Point 患者さんと長く関わり続けられる歯科衛生士になろう！

先輩歯科衛生士の長期症例から考えてみよう

症例：Sさん（50歳・男性）

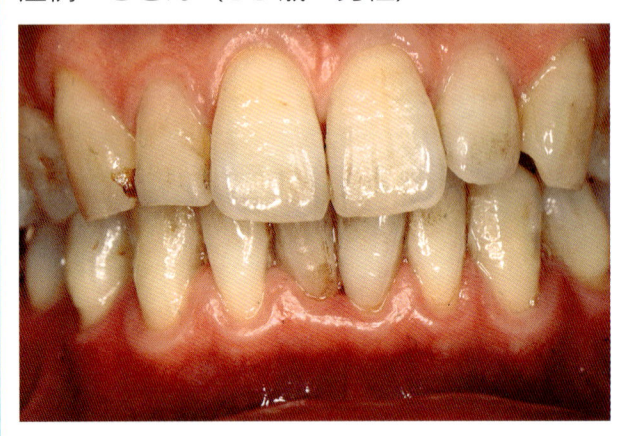

約10年に及ぶブラッシング指導を通じたかかわりをご紹介しますね。

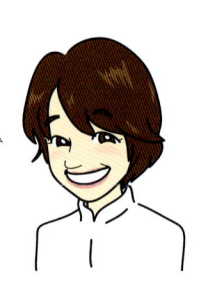

会社役員（社長）という立場で、多忙な毎日を過ごされています。とてもまじめなかたで、何事も自分で考え、情報を得て「これがよい」と思うことを真剣に実践されます。「電動歯ブラシは万能と思っています！」と初診時に話していたSさんですが、「患者さんは必ず変わるときがくる」ことを実感した症例です。

Sさんとの出会い〜ブラッシング指導スタート〜

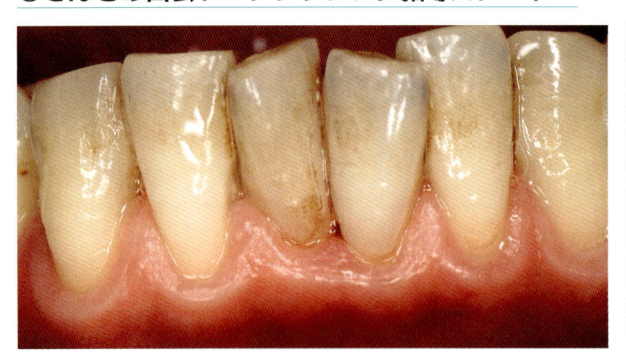

図1 初診来院時（1998年1月）。Sさんは下顎前歯部を「磨きにくい」と気にしていたので、ここをブラッシング指導のワンポイント部位としました。

7のインレー脱離を主訴に来院されました。歯肉の状態からブラッシング圧が強いようすがうかがえました。治療と同時進行で、ブラッシング指導を行うことになりました。

Sさんは10年前に歯周病といわれ、それから歯磨きは1日3回、朝と夜は電動歯ブラシ、昼は会社で手用歯ブラシで磨いているそうです。「**歯間部に挟まるので、歯ブラシをつっこんで磨いてる。治療した歯が長持ちするよう、歯を磨くことは大事だ**」と話してくれました。社長という多忙な生活のなかで、10年間、きちんと1日3回歯を磨いているSさんの"歯を大切にしたい"という真意を感じました。また、Sさんからは「**健康維持のためテニスやプールに月20日くらい通っている**」といった話も聞き

ました。話を聞けば聞くほどSさんのまじめさを感じると同時に、"少し力が抜けるといいのにな"とも思いました。

「電動歯ブラシを使っているのはどうしてですか？」と聞いてみると、「**電動歯ブラシは効率がよく、手で磨くよりも優れた道具だから**」とのこと。電動歯ブラシの利点・欠点、磨くときの注意点を、Sさんの口腔内で確認、実感してもらえるよう指導していこうと考えました。

一緒にSさんの口腔内写真を見ながら、Sさんに気になるところを指し示してもらい、Sさんが意識している・興味を持ったことにていねいに答えるようにしました。これは、患者さんご本人の意識づけや口腔内を見る目を養ううえで大切なプロセスです。Sさんは下の前歯の歯並びを指差し、「**ここが磨きにくい**」と言われました（**図1**）。

私は、ブラッシング圧と毛先をきちんと当てる指導をするには絶好の部位だと思いました。そこで歯肉の状態やプラークの落ちる力加減を一緒に確認しながら手用歯ブラシで練習し、歯間部には歯間ブラシを指導しました。

また私は、Sさんが磨いているにもかかわらず歯肉の赤みが強いことが気になったので、食生活と歯肉の関係についても説明しました。

次回は電動歯ブラシを持参するよう伝え、初回の指導を終えました。

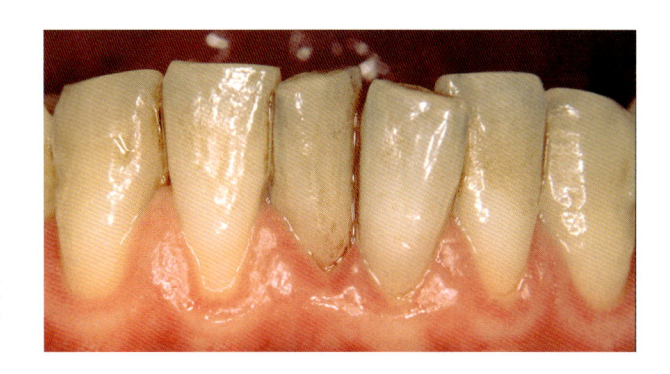

5日目　指導力 —臨床での展開方法を学ぼう—

図2　初診より3ヵ月後（1998年4月）。新しい電動歯ブラシに変わったことで、2┼2の歯肉に傷がつき、肥厚が強くなっていました。毛先の当てかたと力加減を再度確認しました。

2回目来院時は、予定どおり電動歯ブラシを持参されました。Sさんに早速ブラッシングをお願いすると、前回手用歯ブラシで練習したように電動歯ブラシを使いこなしていました。そこで、手用・電動を適宜使ってみることになりました。

またSさんは、「歯間ブラシは気持ちがいい。会社でもやっているよ。でも入れにくいところがある」と話してくれました。私はSさんが歯間ブラシに関心を持ってくれたことをうれしく感じました。さらに継続して使ってもらえるよう、もう一度、歯間ブラシのサイズと使いかたを確認しました。

初診から3ヵ月後、「今までの電動歯ブラシが壊れたので、新しいのを買ったのですが、どうでしょうか」と持ってきてくれました。今までの電動歯ブラシよりも植毛の山切りが強く大きいものでした。歯肉も、初診時の写真と比較すると、少し毛先で突っついているような傷と肥厚が強くなっているようすが見られました（図2）。Sさんとそのようすを一緒に確認しながら、新しい電動歯ブラシの当てかた、力加減を練習しました。

このときも、初診時と同様に3┼3で練習しました。ポイントは「歯肉に毛先を押しつけない」。Sさんは、「舌側面は手用歯ブラシのほうがやりやすい」と感想を話してくれました。

治療は終わりましたが、ブラッシングに関しては力加減、歯肉の傷の課題は残りました。しかし意識や習慣があるかたなので、リコール時にまた見せてもらうことになりました。

治療終了から1年後（1999年）に来院されたときには、ブラッシング圧がやや強いと思われた3┼3の歯肉はある程度の状態を保っていたので、ほっとしました。

「朝と夜は電動歯ブラシを使っている。歯肉に当てないように注意している」とSさんは話してくれました。

今までの指導の確認の意味で、鏡を見ながら当てかたの確認をしていくと、「鏡が必要ですね」と話され、次回来院時には「さっそく鏡を購入した」と話していました。私は"Sさんは、よいと気がつくとすぐに実践される、本当にまじめなかただなぁ"と感心させられました。

その後も3┼3の適切な磨きかたの習得、歯肉の改善を目標にブラッシング指導を続けていきました。来院時は手用ブラシで練習します。鉛筆を活用して、3┼3のワンポイント部位で歯面の形態や毛先の当てかた、毛先の部分使い、磨きやすい（当てやすい）歯ブラシの持ちかたなど、理論的な説明を加えながら細かい指導を続けました。ポイントをつかみ、きちんと鉛筆の印が落ちたときには、Sさんは「なるほど」と納得してくださいます。きちんと磨きかたを身につけようという姿勢が感じられました。

さらに1年ほどたったころには、「時間がないので朝だけ電動歯ブラシにしているが、昼・夜は手用歯ブラシを使用している」とうれしい話が聞けました。そんなかかわりを続けながら治療が終わり、再びリコールに入りました。

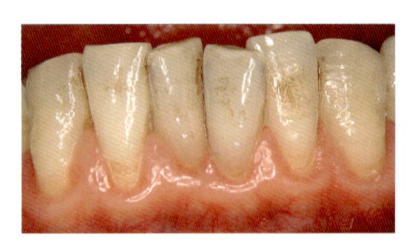

6日間で極める！　磨ける・伝わるブラッシング指導

図3　2002年来院時。

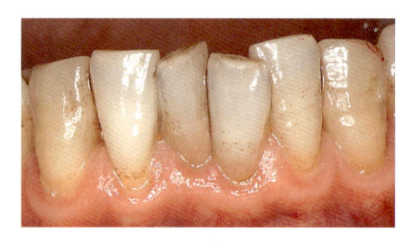

図4　2005年6月来院時。約1年半ぶりの来院。

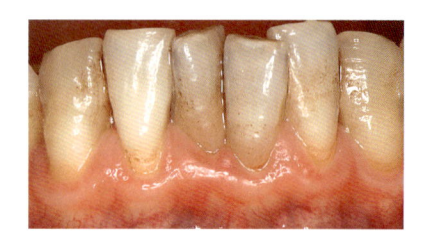

図5　2005年12月来院時（前回から6ヵ月）。

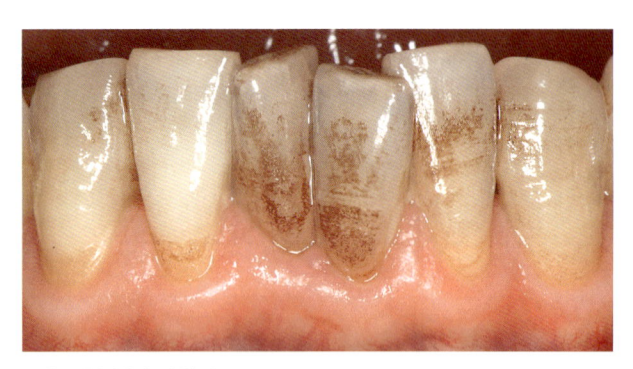

図6　2006年来院時。

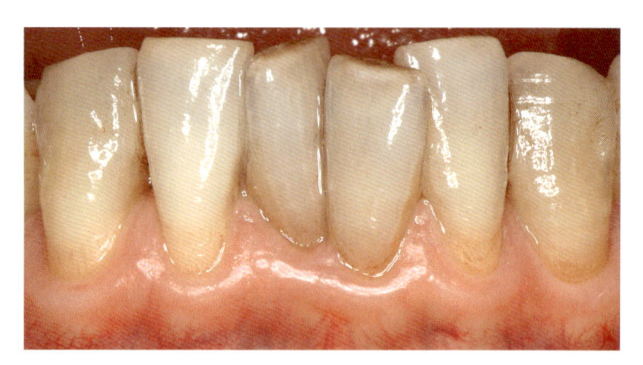

図7　2007年来院時。電動歯ブラシは使っていない。

出会いのころからずっと続く、まじめなSさんのセルフケア

図3は2002年来院時の口腔内写真です。ブラッシング圧に気をつけているようすが歯肉からうかがえました。そのことを伝えると、「**電動より手用歯ブラシのほうが多くなった。電動歯ブラシはどうしても忙しい朝だけ使う**」と話してくれました。

2005年、約1年半ぶりに来院されました。歯肉には傷や肥厚は残っていましたが、歯肉全体の赤みや炎症は改善されていました（**図4**）。臼歯歯間部でわずかに出血する程度までセルフコントロールが行われていました。そのことをお伝えすると、ご本人もうれしそうでした。
健康診断で心疾患と高血圧症を指摘され、発作時に備えて薬を携帯しているとのこと。「**身体の健康と食事にも気をつけはじめ、ご飯は雑穀にしている**」とおっしゃっていました。

2005年12月、さらに歯肉の状態がよくなっていました（**図5**）。辺縁歯肉や粘膜面の色合いも改善していたので、写真を見ながら「歯肉、よくなりましたよ。身体の調子はどうですか」と質問すると、「**血圧が下がり調子はよくなった**」と話されました。

全身状態や食事と歯肉には深い関係があることを改めてお伝えすると、Sさんは初めて実感として伝わったのか、「ヘー。そんなことはじめて知ったよ」と驚いたようすで、「すごくうれしい」と話されました。ブラッシングも体調管理の食事も、すべてまじめに取り組んだSさんがやったことであり、結果的に良好な状態が得られ、私もうれしくなりました。

そんな体験をしたSさんは、その後は「**食べ過ぎに注意したり、野菜を摂るようにしている。電動歯ブラシだけで磨けるわけではない。手用歯ブラシ、歯間ブラシをきちんと使って磨くと、爽快感が違う。歯磨き粉は使わなくても大丈夫**」と、こちらが伝えたいことを言ってくれました。

定期健診で来院されるSさんの歯肉は、傷や肥厚が改善され引きしまっています（**図6、7**）。電動歯ブラシは使っていないと話してくれた2007年の歯肉は、より良好で健康的な状態になっています。その変化をSさんに伝えたところ、「ホォー！」と笑顔で写真を見ていました。

5日目 指導力 —臨床での展開方法を学ぼう—

(左)図8 むせ対策および表情の若返りを期待して指導した"ブクブクうがい"。口腔周囲筋と口輪筋の強化をねらって指導しました。

(右)図9 指導1ヵ月後。口腔周囲筋の動きがよくなりました。むせもなくなり、笑顔がよくなったと言われたそうです。

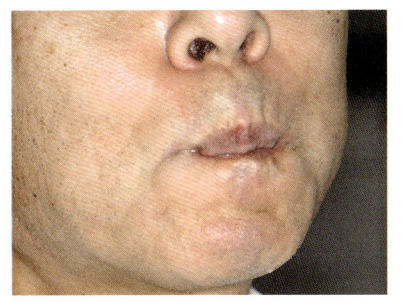

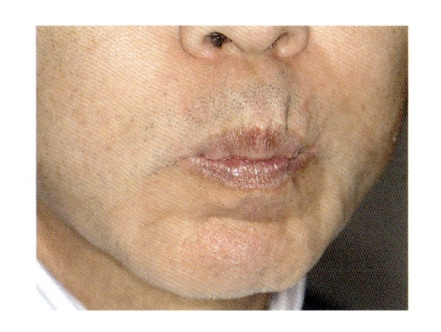

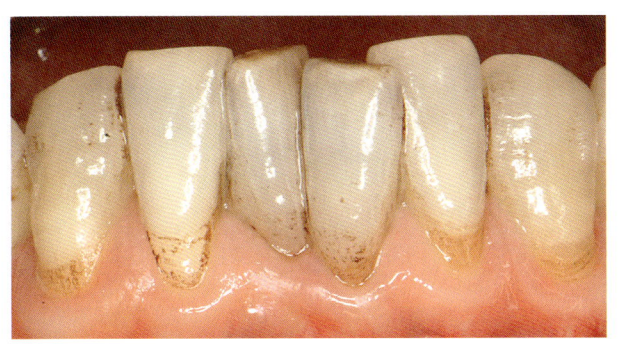

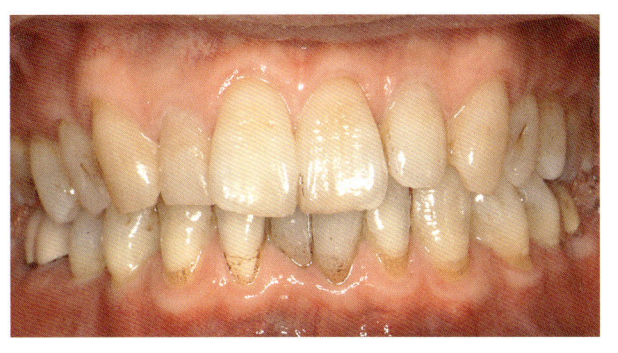

図10、11 2010年来院時。適切なブラッシングが身についたことで、歯、歯肉は良好な状態を維持されています。初診(11年前)より歯肉は若返ったと話すと、「若返ったとはうれしい。今のブラッシングはやめられませんね」とのこと。その言葉に、今後もきちんとブラッシングをやってくださる姿勢を感じ、私もうれしくなりました。

さらなる健康獲得に向けてのかかわり

還暦を迎えたころ、「たまにむせることがある。歳かな」と、Sさんにしては少しマイナスな発言をされました。

そこで、むせに効果がある「うがい」として、左右の頬、上唇、下唇の4ヵ所に順に水を回し、各5〜10秒間ほどブクブクする方法を紹介しました。これは口輪筋や口腔周囲筋の力がアップします。さらに表情筋が柔軟に動くようになり、笑顔がぐっとよくなるとお話ししました。さっそくやっていただく

と、意識しすぎたのか口唇に力が入り過ぎていたので、「にらめっこの"あっぷっぷ"の口です」と説明すると、笑って力が抜けたようです(図8)。

1ヵ月後には、うがいの口元、口腔周囲筋にも変化が見られました(図9)。むせもなくなったそうです。

その後も、歯や歯肉はよい状態を維持されています。手用歯ブラシ、歯間ブラシ、タフトブラシで磨かれています(図10、11)。

Key Point あきらめず積み重ねていく——それが指導・かかわりです

指導やかかわりは、あきらめず積み重ねが大事です。教えるのでなく本人が気づき納得できれば、いつか伝えたいことが伝わり、患者さんは変わっていきます。すごいことですね！

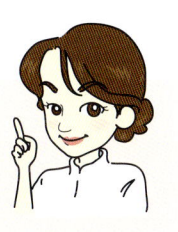

患者さんは常に身体的、環境的にも変化していきます。そんな患者さん1人1人に寄り添いながら、健康的な生活を楽しんでいただけるような質の高いブラッシング指導が期待されています。

おつかれさまでした！

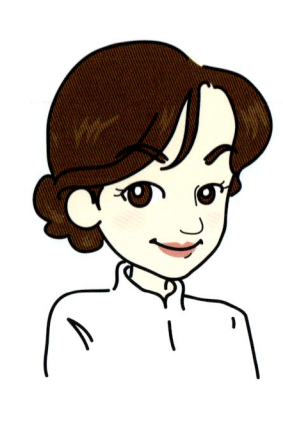

　5日目の講義、おつかれさまでした！
　ボリュームがあって、最後まで読み終えたら肩が凝ってしまったかたもいらっしゃったりして（笑）。
　もし、いっぺんにすべて詰め込んで行おうとして頭が混乱気味になってしまったら、もう一度、5日目の最初のページ（76ページ）の文章に戻ってみてください。短い文章ですが、私たちが大事にしている指導の中身が要約されています。

　ブラッシング指導は"技術指導"のように思われがちですが、ただ技術を伝えるだけでは、それをうまく生活に活かせない患者さんもいらっしゃいます。
　そのような患者さんには、問題点（症状）を解決するために直接的な技術指導をするだけでなく、どう取り入れたらよいのか、一緒に考える必要があります。ときには、それは技術指導よりも大切な場合があるのです。
　「え、そんな……難しそう……」
　大丈夫！　それはこちらが提示するものではなく、患者さんが決めるもの。私たちの役目は、『アイデアを出し合うこと』、『決める手助けをすること』です。そのためのコツは、この5日目の講義のなかにたくさん散りばめておきました。

　どうぞ何度も読み直して、試してみて、自分流アレンジで指導を楽しんでみてください。患者さんと一緒になって問題発見＆解決をしていく楽しさを見つけ、その価値とやりがいを見出していただけたら幸いです。

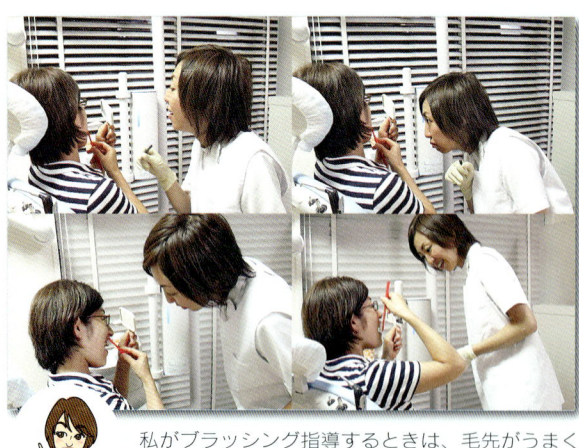

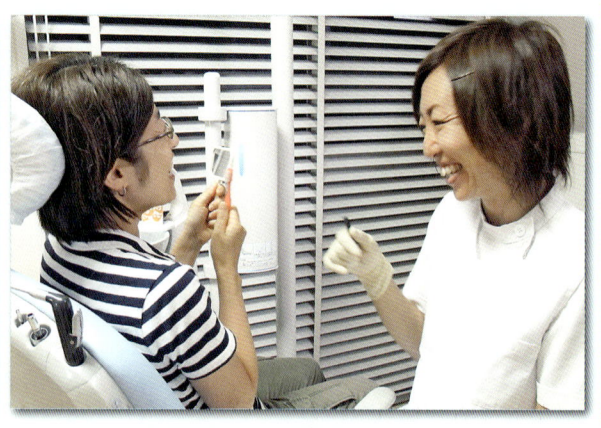

私がブラッシング指導するときは、毛先がうまく当てられるかどうか、患者さんに負けないくらいよくのぞき込みます（左）。患者さんがうまく当てる方法を見つけたときは、自然と私も患者さんも笑顔になります（右）。

6日目

人間力
―さらに成長していくために―

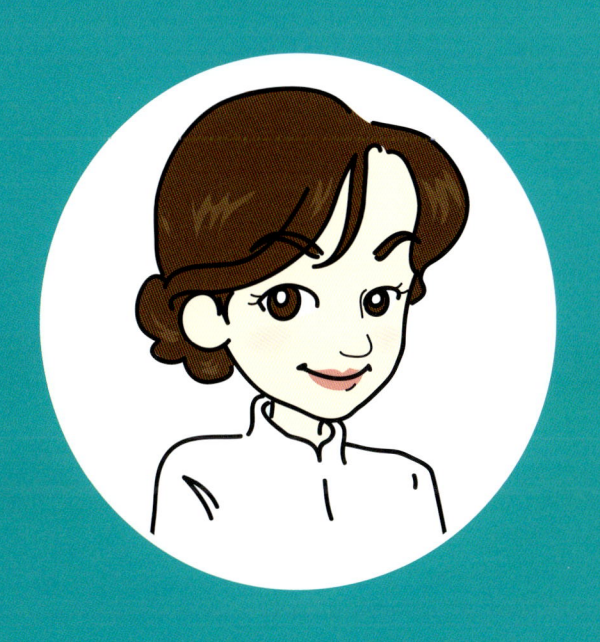

『人間力』を高めよう

患者さんの本心は今どこに？

　ブラッシング指導では「健康になりたい」という患者さんの想いを引き出すことが欠かせません。

　それなのに、時として患者さんは自分の歯や健康が大事ではないような、どうでもいいような言いかたや態度をすることがあります。そんなとき、一生懸命に指導している私たちとしては本当にがっかりしてしまいますね。「なんてやる気のない患者さんだろう」「自分の歯が大事なことがちっともわかってない」などと感じることもあるかと思います。

　でも、ちょっと待ってください。患者さんは本心から言っているわけではありません。心から「入れ歯になってもいい」「歯が悪くなってもいい」「健康でなくてもいい」なんて思う人が、いるはずがないのです。

　ブラッシング指導の場面では、今までの生活習慣を修正する必要が出てくることが多々あります。そんなとき、私たちは「よくなりたいなら努力するのがあたりまえ」と思ってしまいがちではないでしょうか。たしかに、誰でも「健康で過ごしたい」「病気になりたくない」と思っています。どんな患者さんでもそうなのです。しかし、そのための努力についてはどうでしょう？　私たちだって、「健康になるためならどんな努力でもする」とは、なかなか思えないですよね。**健康を欲する心と、そのための努力や労力のはざまで揺れ動いてるのが、私たちの心**なのでしょう。つまり、『頭でわかること』と『実行できること』とのあいだに、大きな隔たりがあるのです。「理解できれば行動できる」なら、世のなかに生活習慣病はなくなるでしょう。

　私たちはそんな複雑な人間の"心"を理解しながら、患者さんと向き合うことが大切です。歯科衛生士として一生懸命になるあまり、"普通の感覚"を忘れないようにしたいですね。

ご存じですか？　ブラッシング指導に欠かせない"人間力"

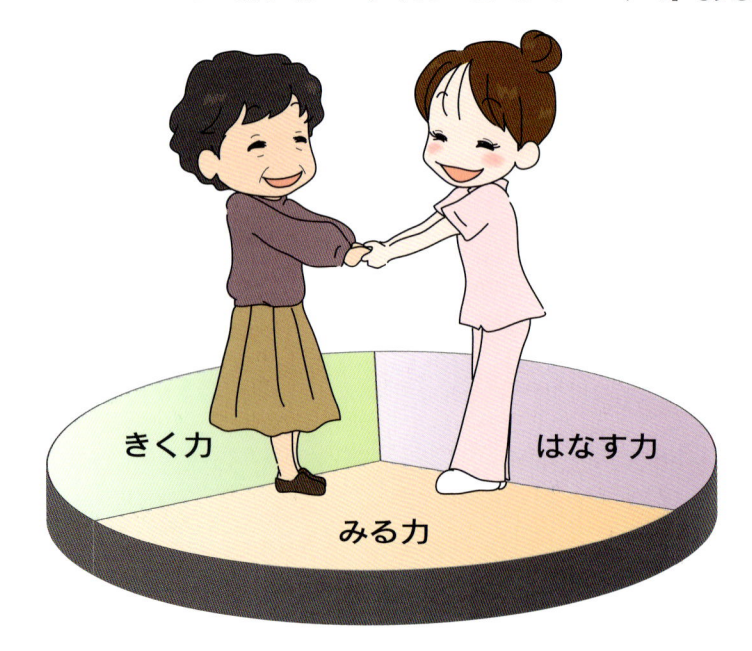

　では患者さんと、どのようにコミュニケーションをとればいいのでしょうか？　ここから先は**人間力**が必要になってきます。

　人間力とは、いわば『患者さんとのコミュニケーションをより豊かにするための力』です。それは、『相手の想いや感情、考えを正確に読み取り、細やかに理解する力』や、『自分の想いや感情、考えを自分らしく豊かに表現し相手に伝える力』ととらえることができます。これは歯科衛生士がブラッシング指導をするうえで欠かせない力なのです。

　ここでは、「みる力」、「きく力」、「はなす力」の3つの観点から、人間力について一緒に考えていきましょう。

『みる力』ってなんだろう

Key Point　こころ・気持ち・行動を理解する第一歩は、よく『みる』ことから

『みる』というと、「口腔内を診る」ことばかり考えてしまいますが、患者さんその人そのものを観るというのも大切なことですし、むしろそれなしにはブラッシング指導は行えないと言ってもいいでしょう。あなたは、どんなふうに患者さんを『みて』いますか？

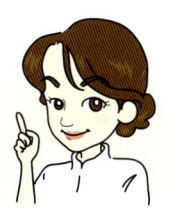

患者さんをよく理解することは、コミュニケーションの第一歩。その患者さんはどんな人ですか？　何を考え感じているでしょうか？　言葉にはしていなくても、表情や態度に患者さんの気持ちが表れているはずです。まずは患者さんを観察することが大切です。

『観察する』というと、なんだか嫌な感じでしょうか？　だれでもあまり他人からジロジロと『観察』されたくないかもしれませんね。それは、観察されると自分でも気がついていない一面が相手に知られてしまいそうな不安感からくるのかも……。そう感じるくらい無意識の言動は多く、そこに何らかのメッセージが含まれているというのは誰でも思い当たるのではないでしょうか。だからこそ相手を知るための最初の行動として、よく『みる』ということが必要になるのです。

たとえば、初診時からニコニコと明るい患者さんはまれかもしれません。誰もが何らかの問題を抱えて来院するわけですから、痛みや不安、時には恐怖の表情を浮かべていることでしょう。大人であれば、それを心の内に抑えて、無愛想な表情になっているかもしれませんね。また心が落ち着かなくて、かえって浮足立つように妙に明るくふるまっているかもしれません。いままで、こんなふうに患者さんを見たことはありましたか？

えてして私たちは、
- 自分の話を一生懸命聞いてくれる患者さんはいい患者さん
- 言うことを聞かずやる気のない患者さんはダメな患者さん

と、そんなふうにレッテルを張ってしまいがちですが、評価的にばかり見る癖がついてしまい、その奥にある本心に気づかないこともあるのです。「忙しくて磨けない」という患者さんも、その奥には「精神的にそこまで余裕がない」のかもしれません。

『みる力』とは、観察・推察・洞察など、患者さんをよくみるところから始まります。私たちは専門職として正しい評価をするだけでなく、1人の人間同士として患者さんとかかわり、患者さんを理解し受け入れることを大切にしたいですね。

患者さんとの信頼関係を築くために、温かな心で、まず『この人はどんな人なんだろう。何を感じ、考えているのか知りたい』という、患者さんに対する前向きな興味を持つことから始めましょう（ただし、興味本位のゴシップを知りたいのはNGです）。

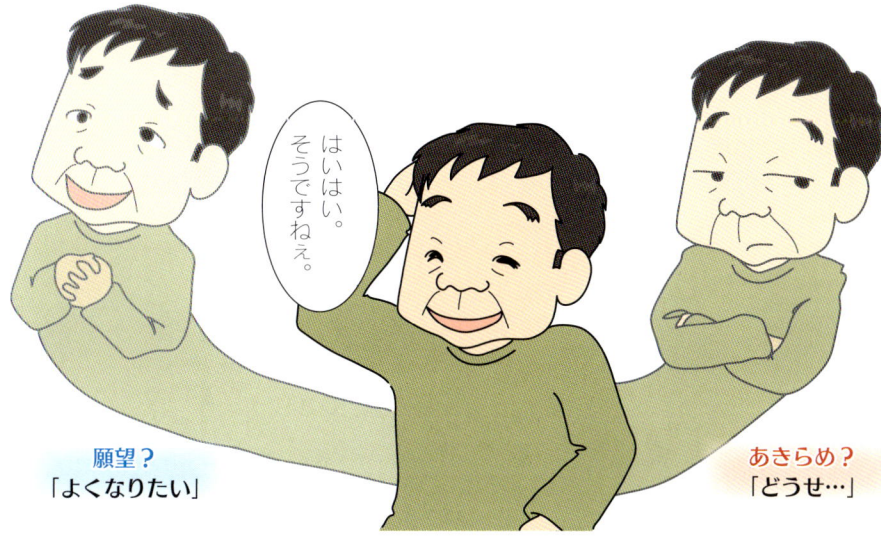

願望？
「よくなりたい」

あきらめ？
「どうせ…」

はいはい。そうですねえ。

笑顔で受け答えする患者さんでも…

あなたは患者さんの本心がどこにあるか"みる"習慣を持っていますか？

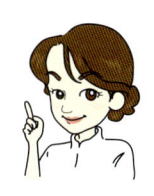

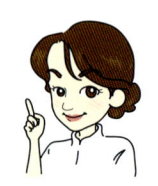

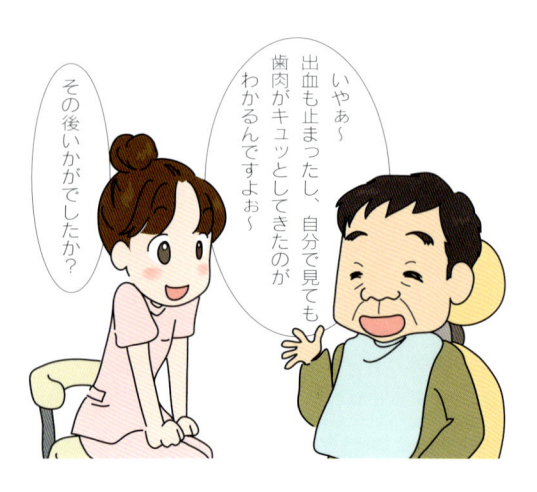

『きく力』ってなんだろう

Key Point 同じ『きく』でも、『聴く』気持ちで向きあいましょう

「きく」という言葉には、聞く・訊く・聴くのような文字が使われますが、それぞれ意味が違います。特に「訊く」は『尋ねる』という意味が強く（訊問）、「聴く」は『耳を傾ける』（傾聴）という意味で使われています。できたらいつも「聴く」という気持ちで患者さんと向き合っていたいですね。

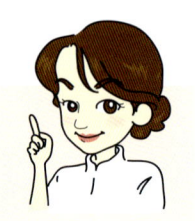

　私たちは誰でも『自分に関心を持って欲しい』『自分を大事にしてほしい』という基本的な欲求があります。ですから『この人は自分に関心や興味を持ってくれている』『自分を大切に、大事してくれている』と患者さんが感じることは、信頼関係を作るうえでとても重要になります。私たちが患者さんの話に真剣に耳を傾け、気持ちを受け止めようと努める積極的・能動的な行為は、『私はあなたを理解しようとしています』というメッセージとして、大きな意味があるのです。

　とはいっても、患者さんを質問攻めにしてしまうのは考えもの。私たちは『患者さんを知る』という目的で、患者さんの情報をより多く得ようと、ついつい質問攻めにしてしまいがちです。患者さんの家族構成や職業、成育歴などを知ることばかりが、患者さんを知ることではありません。大切なことは、患者さんが今、何をどんなふうに考え、感じているのかということです。私たちは患者さんのさまざまな情報を知ることにとらわれるあまり、患者さんその人のことが見えなくなっているかもしれないことに注意する必要があるでしょう。

　では、どうすれば患者さんのことをより深く知ることができるのでしょうか？　その方法はひと言では言いきれませんが、質問のしかたを少し変えるだけで、患者さんの一端を知ることができることもあります。

　たとえば「このあいだの出血は止まりましたか？」と尋ねたら、答えは「はい」「いいえ」のどちらかになります。では「その後はいかがですか？」と尋ねたらどうでしょう。すぐに答えが返ってこないかもしれませんが、それは患者さんが前回からのことをふり返っているからです。そのときに患者さんが何を語るかによって、これまで患者さんが何に注目してブラッシングをしていたのか、何が気になっていたのかなど、患者さんの興味や関心を知ることができるでしょう。時には予想もしていないような話題が登場するかもしれません。それは患者さんの新たな一面を知るチャンスです。

　このように、答えを限定しない問いかけや、興味のあることを自由に話せるような言葉がけをしていくことで、患者さんは言いたいことが言えるようになり、私たちは患者さんその人をより深く知ることができるでしょう。

- 『あなたのことをもっと知りたい』、『話を聞かせてほしい』という気持ちで向き合う
- 患者さんの言葉ばかりにとらわれず、『何が言いたいのだろう』という気持ちを持つ

　この２つを常に心がけることで、あなたの「きく力」は少しずつ向上していくことでしょう。

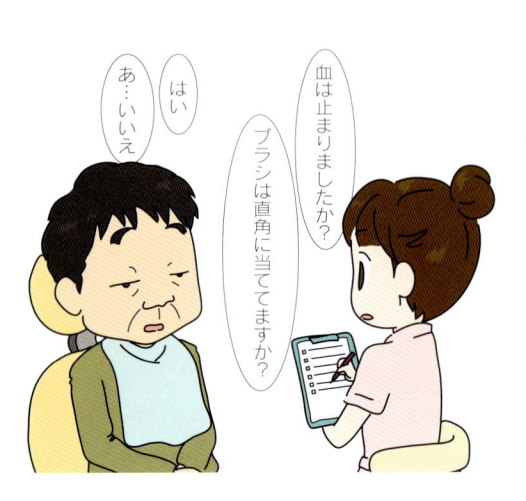

『はなす力』ってなんだろう

Key Point　説明や説得にも、工夫が必要です

「ちっとも私の話を聞いてくれない」「この前話したはずなのに覚えていない」と、がっかりすることはありませんか？　聞く気のない人に押しつけて話をしても身が入らないということもありますが、説明にはやはり『伝えかた』の工夫も大切です。

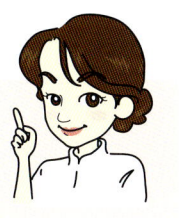

　「話す」ということは「伝える」ということ。話しっぱなしにならないためには、患者さんにきちんと伝わるように話すことが大切です。

　私たち歯科衛生士には、さまざまなことを患者さんに説明しなければいけない場面がたくさんあります。そして伝えなければいけない内容ははっきりしているはずなのに、なぜかうまく伝えられないと感じることも多いかもしれません。特に歯周病の原因やこれからの方針などを話すことは、経験を積まないとなかなか思うようには行かないでしょう。実はここにもいくつかの重要なポイントがあるのです。

　まず、その患者さんが『自分のこととして感じる』ように話をすることが大切です。たとえば甘いものの話でも、ただ『甘いものは減らしたほうがいい』という話ではなく、『甘いものがその患者さんにどのような影響を与えているのか』『減らすとどのようなことが起きるのか』など、患者さんが自分の口腔内や身体のことに結びつけて聞くことができるような話にするのです。一般論として「甘いものは歯に悪い」と聞くよりも、「自分が摂っている甘いものの量がどう身体に影響を与えているのか」という話のほうが心に響きます。できるだけ患者さん自身の具体的な事柄で説明することで、自分のこととしてとらえやすくなります。

　次に、いかに患者さんの心に残るように話すかということも大切です。歯科の話は私たちにとっては当たりまえでも、患者さんにとっては専門的で難しく感じてしまうものです。患者さんにわかりやすく説明するためには、言葉だけではなく絵や写真を活用することが有効です。

　また、説明用の書籍などを活用するのもよいですが、その場で患者さんの歯や歯肉の状態に合わせた絵を描きながら説明すると、同じ歯周病の説明でも患者さんの興味を惹きやすくなります。「絵が苦手だから無理」などと思わずに描いてみてください。くり返し描くことで、少しずつ伝わりやすい絵が描けるようになり、説明力がぐっとアップします。バインダーに白い紙を挟んで診療室に置いておき、いつでも描けるようにしておくといいですね。

　＊　＊　＊

　効果的に話を伝えるためには、一見遠回りのように感じても、その患者さんが何に興味を持ち、何を考えているかを知ったうえで話をすることが結局のところ近道になります。つまり、『みる力』『きく力』で患者さんのことをよく知ることの意義が、ここにも生きてくるのです。『みる力』『きく力』『はなす力』は、それぞれ独立したものではありません。みて、きいて、はなすことを大切にすることで、患者さんとの信頼関係はより一層強固なものになっていくことでしょう。

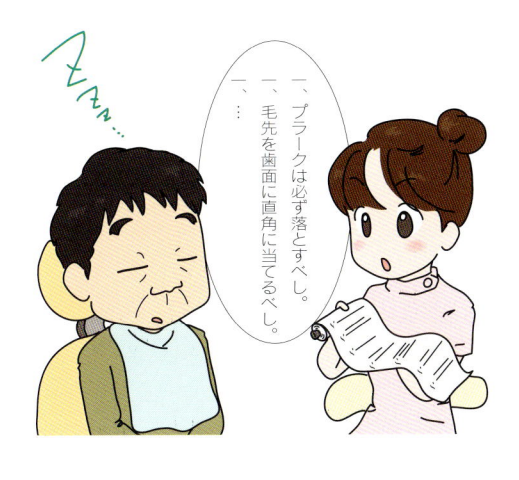

大事なことを
伝えたいとき
あなたならどんな
伝えかたをしますか？

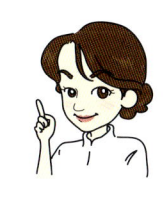

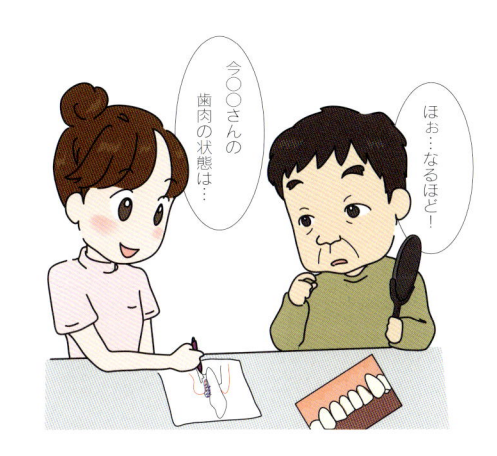

症例を通して『人間力』を考えてみよう

「痛くて磨けない……」Hさん 56歳・女性

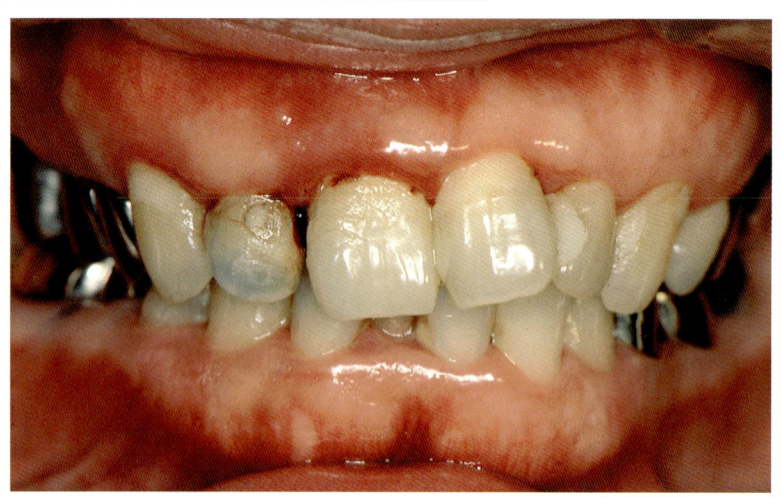

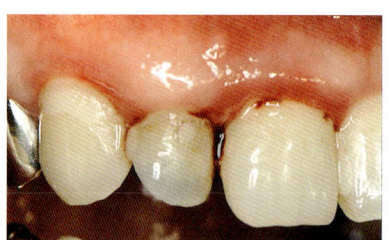

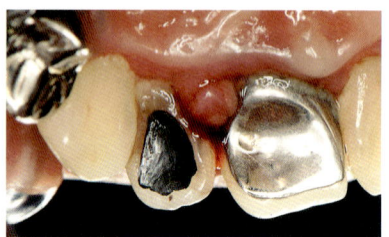

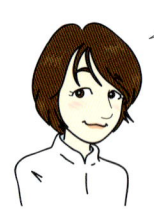

担当した世川です！

 1⏌が腫れ、歯ブラシが当たると出血もあり、違和感と動揺に悩んで来院されました。他の歯科医院で「歯槽膿漏」と診断されましたが、何も処置をされず「手もつけられないくらい悪いのだろう」とHさんは不安だそうです。主訴などの説明は紹介者である娘さんがされました。

 まだ当医院に慣れていないこともあるかもしれませんが、私は「Hさんはおとなしい人」という印象を受けました。

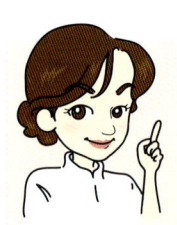

人間力 みる力
1. 主訴からその人を知ろう！
想像力・洞察力を働かせよう

 Hさんの主訴を聞いて、あなたはどう感じましたか？まずはじめに、いまHさんがどんな気持ちでいるのか、感じてみましょう。

 もしあなたに歯科衛生士としての知識がまったくなかったら、歯肉が腫れて出血し、歯が動揺することをどう感じるでしょうか。Hさんの口腔内が、鏡に映った自分の口腔内だと想像してみてください。

 私たち専門職から見れば、『中等度の歯周病』と簡単に片づけてしまうものでも、患者さんにとっては不安や恐怖の原因となるのです。

 『患者さんの身になって』とか『患者さんの立場になって』などと言うことは簡単ですが、実際にはなかなか自分に置き換えて考えるというのは難しいものです。

 患者さんが何をどんなふうに感じているのか知ることが、患者さんに近づく第一歩です。想像力や洞察力を働かせて、患者さんの気持ちを考えてみましょう。

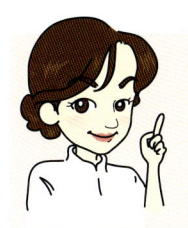

人間力 みる力
2. 観察・推察・洞察
あなたは何が見えますか？

56歳の女性というと、歯科医院に勤務する若いスタッフのお母さんくらいの年齢でしょうか？
一般的にこの年齢の女性といえば、
- 子どもに手がかからなくなるころ
  （でもお金はまだかかるかも）
- 更年期障害は終わったころかな？
  （全身的な不調があるかも）
- 両親の介護をしているかもしれない
  （疲れているかも）
- 夫の仕事や健康状態にも変化が現れるころ
- 少しずつ健康に不安を感じるようになる年ごろ

などが考えられます。紹介者である娘さんが先に来院しているので、家庭のようすは少しはわかっていますね。
また、年齢や性別とは関係なく、
- 仕事を持っているのか？
- 仕事をしているならどんな仕事を、どのようにしているのか？
- 興味、関心のあることはどんなことか？

など、知っておきたいことはたくさんあります。
なかでもいちばん気になるのは、やっぱり
- 歯磨きはどうしているの？
- 甘い物は好きなのかしら？

などなど
でも、そこでストップ！　それはまだ心に留めておいてください。**まず、来院した患者さんをよく見てください。そして、感じとりましょう。**

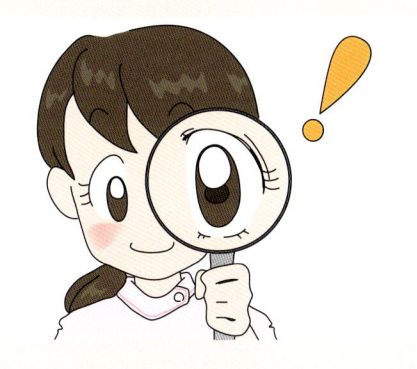

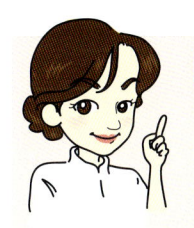

人間力 みる力
3. 表情、態度を観察しましょう
うつむいている？ 前向き？ 笑ってる？ 沈んでる？

気持ちは態度や表情、言葉遣いに現れるもの。ですから、**患者さんが来院した瞬間からの観察は欠かせません。**
私たちはついつい言葉に頼ってしまいがちですが、**患者さんは言葉以外のものでもたくさんなことを表現しています。**それは表情や態度などで、ノンバーバル（非言語的）コミュニケーションと言われるものです。そこには**言葉だけでは表現しきれない感情が含まれています。**

＊　＊　＊

Hさんはどうだったでしょうか。小柄でおとなしい印象をうけたHさん。来院動機の説明も紹介者の娘さんがしてくれたことからみて、どちらかといえば気が小さくおとなしい、消極的な性格が感じられます。

ただしそれが本来のHさんではないかもしれません。はじめての受診の緊張が、いつもよりおどおどした態度にさせているかもしれないことも考えておきましょう。もしくは、それは慣れない場所での緊張と、歯科治療に対する不安から来ているのかもしれません。
まずは少しでもリラックスをしてもらえるよう
「私たちはあなたの味方です」
ということが伝わるように、笑顔でソフトに話しかけましょう。
患者さんの表情や態度を観察すると同時に、私たちの表情や態度も患者さんに影響を与えることを知り、安心感や信頼感を感じてもらえるように心がけたいですね。

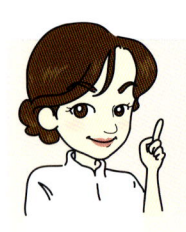

人間力 きく力

4. 患者さんの希望はなんでしょう？
痛みや不快感から解放されたいだけ？　健康感を聴きましょう

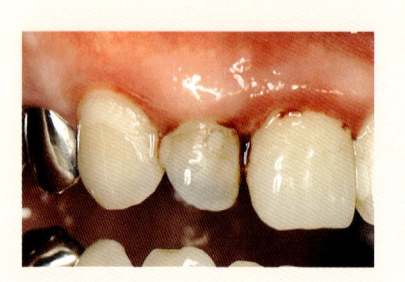

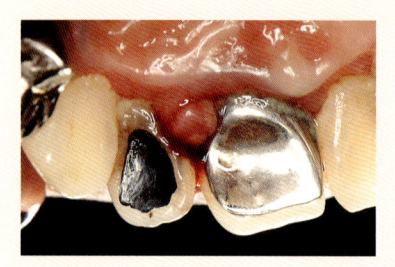

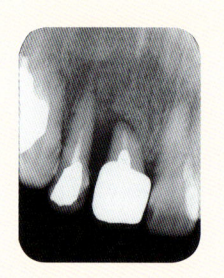

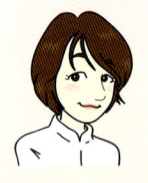

主訴の1｣は不適合補綴物や歯根吸収もあり、特に遠心は歯槽骨の吸収が著しく、根尖近くまで及んでいました。ポケットは深く動揺もあったため予後不良と思いましたが、**患者さんの「抜きたくない」という意志を尊重して**、できるだけ残せるように歯肉の腫れを改善するように指導していくことになりました。

　Hさんからは「抜きたくない」という意思が確認できました。
　しかし、ときには「もう抜いちゃってくれ」という患者さんもいます。でも、決してそれは本心ではないと思ってください。歯があることにまつわる面倒なことや不快なことから、ただ逃れたいだけなのです。
　患者さんの表面的な言葉に惑わされず、しっかりと本心を感じとりましょう。今までのつらい気持ち、苦労したことなどを患者さんが語るなかから、患者さんの気持ちを汲み取り、心情を理解します。

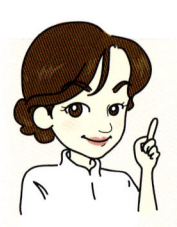

人間力 みる力＋きく力

5. 主訴＝いちばん気になるところを大切に
もっとも患者さんが解決したいところに注目しよう

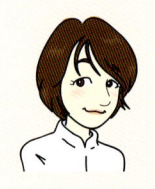

1｣は触るとすぐ出血するぐらい弱々しい歯肉でしたが、大きく腫れているだけにブラッシングの効果が出やすいところです。
「ここは磨けばだいぶよくなる」と予測を立ててて、ここから指導を進めることにしました。

　主訴を解決することはもちろん大切で、それによって患者さんの信頼を得ることになるのはいうまでもありません。また、主訴に注目する理由はそれだけではありません。主訴部位は患者さんがいちばん気になっているところですから、患者さんもいろいろな想いを感じていま す。患者さんが主訴について話しているなかから、患者さんの歯や健康に対する意識や望み、生活のようすなどが明らかになっていくことがよくあります。そこに指導へのきっかけや展開のヒントが隠されているのです。
　しっかりと患者さんの訴えに耳を傾けましょう。

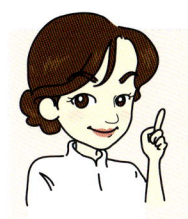

人間力 きく力＋はなす力
6.「痛くて磨けない」と「磨くと痛い」の違い
わかりますか？　厳密に言葉を選ぶことの大切さ

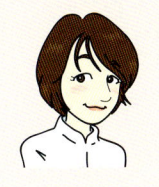

他の部位は自分なりに歯ブラシを当てているように思えましたが、主訴である<u>1</u>|は単なる磨き残しというようなプラークの残りかたではありませんでした。
そこで「痛くて磨けないですか？」という質問をしてみると、身を乗り出すように「そうなんです」と大きく反応がありました。そこを切り口に、「痛くなく磨ける」指導を進めました。

　気持ちにピタッと来る表現で話すと、患者さんは「この人は私のことをよくわかってくれた」と感じ、信頼につながりますが、逆にピントのずれた表現をすると「説明しているのにわかってくれない」と患者さんが感じてしまい、信頼関係が築きにくくなります。
　たとえば、「磨くと痛い」と「痛くて磨けない」の違い、わかりますか？　表現は似ている両者ですが、そこには大きな違いがあります。「磨くと痛い」は磨いている人に、「痛くて磨けない」は磨けないでいる人に使わないと、言葉の効果は半減してしまいます。
　一生懸命患者さんのことを理解しようとしていても、『なんとなくわかるけど、うまく言葉にできない』のでは、患者さんには伝わらないかもしれません。もったいないですね。そのときどきの患者さんの気持ちにピッタリと合った表現ができるよう、日ごろからさまざまな表現を学び、自分の言葉にしておきましょう。

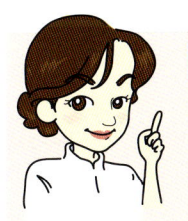

人間力 みる力＋きく力＋はなす力
7. 覚えておこう！　共感的理解
患者さんのこころに寄り添う会話とは……

　世川さんは、Hさんの口腔内から『きっと痛くて磨けないのだな』と推察して声をかけ、患者さんの思いにグッと近づきました。では逆に、患者さんから「痛くて磨けないんです」と言われたら、あなたはどう応じますか？
　「どんな歯ブラシを使っているんですか？」「いつ頃からですか？」など、くわしくききたくなってしまいますか？　それとも「歯肉がずいぶん腫れてますから無理もないですよ」「それはお困りですね」のように、なぐさめますか？
　でもちょっと待ってください。患者さんとの会話でいちばん大切にしたいことは、「患者さんが何を訴えているのか」を理解することです。そのためには、「あなたの言いたいことはこういうことですか？」「私はあなたの気持ちをこう受け止めましたよ」と患者さんに確認しながら会話をすることが、とても大事になってきます。なぜなら、先述したように患者さんが「私のことをわかってくれた」と感じることが、信頼関係を作るうえでとても役に立つからです。
　「痛くて磨けないんです」と言われたら、たとえば「磨こうとしても痛くてできないんですね」「磨かなきゃと思うけれど、痛くてとても磨けないんですね」などのようにていねいに応答することで、私たちがどのように患者さんの気持ちを受け止めたかが伝わるのです（これを**共感的理解**といいます）。
　あなたの応答が「そうなんですか」と相打ちを打つだけだったり、「痛くて磨けないんですね」とただオウム返しをするだけでは、理解したかどうかが患者さんには伝わらないかもしれません。患者さんが「私の気持ちが伝わった」と思えるように心がけながら会話をするようにしたいですね。

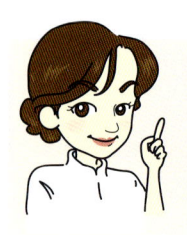

人間力 みる力＋はなす力

8. 患者さんをためらわせるものを知ろう
患者さんの姿・しぐさ・表情を観察し、声にならない言葉を推察する

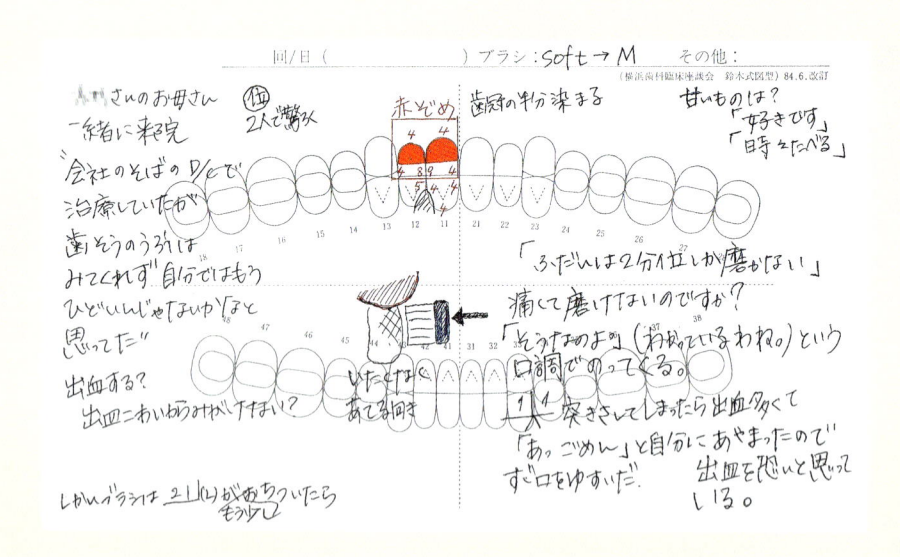

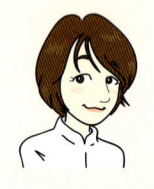

磨くところを明確にするために 1 を赤染めしました。歯頸部側の歯冠半分が染まりました。「歯磨きが痛い」と聞いて思いあたることはブラッシング圧や角度なので、あらかじめ**「今までよりずっとやさしく磨いてみてください。歯ブラシの毛の向きは歯に向けて、歯肉に当てないでくださいね。そうしたら痛くないですよ」**とアドバイスしました。また歯肉の状態や、**絶対に痛みなく磨けるために**、歯ブラシの毛の硬さは軟らかめ（ソフト）を選択しました。Hさんは、今まで磨くと痛かったのに、**痛くなく磨けることに驚いて**いました（指導をしてみると、歯ブラシの毛の硬さはソフトでは軟らかすぎるようだったので、以後は「ふつう」にしました）。

磨くと出血するため、Hさんはその都度顔をゆがめて何度もうがいをしていました。**その姿を見て、痛みや出血にとても敏感で恐怖心を持っているかたで**と感じたため、「出血するのは歯肉に炎症があるためなんですよ」「はじめのうちは血が出ても2～3日で必ず止まります。心配しなくて大丈夫です」などの言葉をかけ、不安が解消できるように注意しました。

当たりまえのことですが、患者さんには積極的な人、引っ込み思案な人、臆病な人などいろいろな人がいます。人をタイプ別に分けることは感心しませんが、患者さんをよく観察することによって、患者さんのそのときの気持ちを推し量ることはとても大切なことです。

痛みや出血に対する恐怖心で歯ブラシが当てられなかったHさんに、「痛みをがまんする」のではなく「痛くなく磨ける」ことを体験してもらいました。磨けば痛いものと思っていたHさんは、「痛くなく磨けるんだ！」ということに驚きと喜びを感じたようです。

さらに出血を怖がっているようすが見られたのですから、「血が出るのが怖いですか？」「ゆすがないと気持ちが悪いですか？」など**Hさんの気持ちを語ってもらえるような問いかけ**を歯科衛生士からしていくと、よかったかもしれないですね。それにより患者さんは、「自分の気持ちを汲んでくれた」と感じることでしょう。

なお、「2～3日で出血は止まる」との予告を伝えておくことも信頼感の向上につながります。数日後、Hさんが「歯科衛生士さんの言っていたとおりだな」と思ってくれたら大成功です。

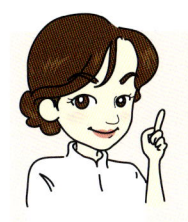

人間力 みる力＋きく力＋はなす力

9. 努力したことを認めましょう
患者さんは評価を気にしています

初診来院時
（初回指導日）

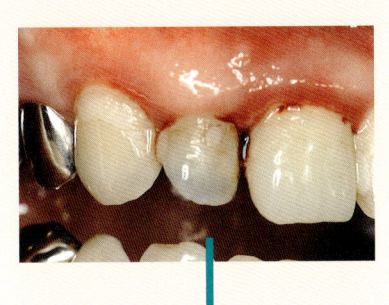

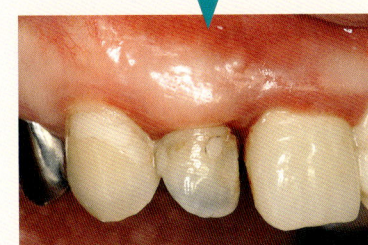

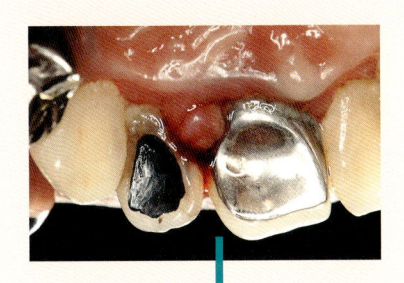

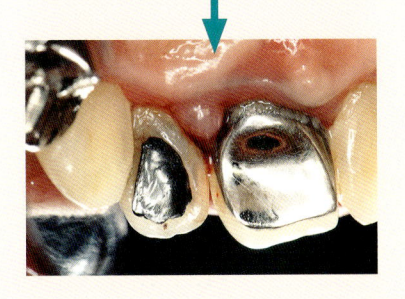

2週間後来院時
（2回目指導日）

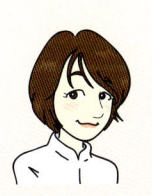

2回目の指導日は2週間後でした。弱々しい歯肉だったため傷つけていないか心配でしたが、来院時すぐに「前歯はどうですか？」と質問すると、**「少し違ってきました」**と、ニッと笑って歯肉を見せてくれました。私は、**「すごくよくなってますよ、がんばってたんですね」**と、この2週間の努力をたくさんほめました。

この歯磨きの効果を伝えるため、**初診時の歯肉の写真と今の歯肉を比べてもらう**と、「本当ね、よくなっているのね」とＨさんは**納得**してくれました。

たいていの患者さんは、歯科医院での指導を多少なりとも気に留めているものです。少しでも努力のあとが見られたら、そのことを認め、積極的にほめましょう。たとえ間違った方法で行っていたり、成果が出ていなくても、『努力をしたこと』は認め、伝えなければいけません。

また**「少し違ってきました」とＭさんがおっしゃったのは、自分なりに観察していた証拠**。「家で見ていたんですね。どんなふうに見ていたんですか？」などと話題を広げたいところです。さらに、「違ってきたのはどのあたりですか？」などと聞くと、患者さんが何をどのようにとらえているのかを知ることができます。

さて、きちんと評価するためには前回のようすとの比較ができることが重要です。それにはやはり写真を撮っておくのがベスト。私たちの目から見れば変化が見わけられても、患者さんはそこまで歯肉を見る目がなくて当たりまえです。また微細な変化であれば、私たちでも写真をよく比較してはじめて気づくということもあります。患者さんだけでなく、私たちにとっても状態をはっきり具体的に確認できる共通のツールとして、ぜひ写真を撮る習慣をつけましょう。前回との違いを詳細に比較できることで、患者さんをほめるポイントもきっと増えるに違いありません。

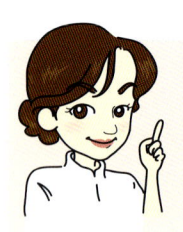

人間力 みる力＋きく力

10. 言葉より行動に注目しよう
やる気は歯肉に現れます

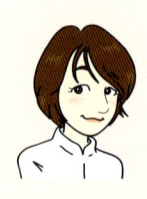

2回目の指導日は、109ページの写真のように歯面がよく磨かれていたので、今日は前回より染まらないだろうと予測が立ちました。しかし、前回との染まり具合の違いを見せることで、この磨きかたでいいことに自信をもって欲しいと思い、再び赤染めを提案しました。赤染めしてみると、やはり前回よりきれいでした。一緒に確認しながら「きれいになってきていますね」と伝えると、「ほんとね〜」とうれしそうでした。この確認は大成功でした。

さらによくするため、赤染めの残った歯頸部と隣接部の磨きかたの確認をしました。ほとんどは上手に落とすことができますが、隣接部の奥は何度やってもスッキリと落せません。歯ブラシで落とすことにこだわるあまり、「歯磨きって大変」「難しい」と思われてしまっては逆効果です。そう思われる前に、歯間ブラシをすすめてみようかと考えました。

口蓋側を見ると、まだだいぶ腫れていたため、歯間ブラシの使用はまだ早いかもしれません。しかし、**前回よりも改善していた歯肉を見て、さらによくしたいという積極的なHさんの思いも感じたため**、Hさんに歯間ブラシを紹介することとしました。

「歯と歯のあいだを磨く道具があるのですが、ご存知ですか？」
私の問いかけに、Hさんは「娘が使ってます。でも私は使ったことはないです」と答えられました。そこで「今日は挑戦してみませんか？」とHさんを誘ってみました。

歯間ブラシを使う前に「今はまだ腫れているから出血しますが、よく通すと3日程度で血も出なくなりますよ」と伝え、安心してから使ってもらうことにしました。

歯間ブラシを使ってみたところ、隣接部の奥の赤染めもすっきり落ちました。やはり出血はしましたが、それ以上にすっきりしたことをHさんはよろこんでいました。これなら歯間ブラシを続けていけそうだと手ごたえを感じました。

Hさんのように話下手で引っ込み思案な患者さんは、やる気があるのかないのか、いまひとつつかみにくいのが正直なところ。でも口腔内を観察することで、あなたの不安が解消できることもあります。言葉には出さなくても、"前回の課題をやってきているか"を見るだけで、患者さんのやる気は感じることができるのです。

逆に話しぶりは調子よくても、口腔内が改善していなければ、少し疑ってみたほうがよいこともあるでしょう。

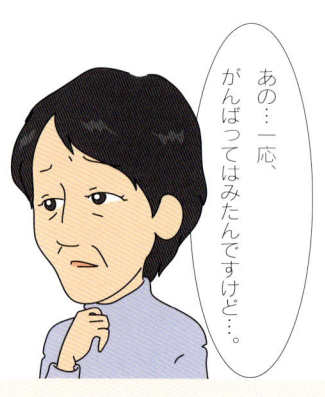

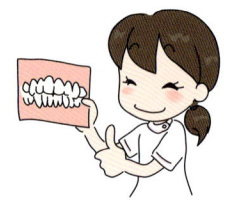

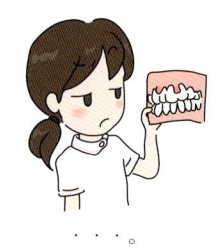

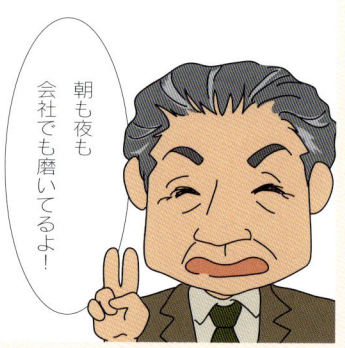

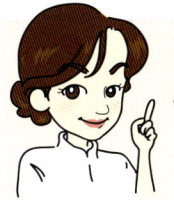

6日目　人間力 —さらに成長していくために—

人間力 みる力＋きく力＋はなす力

11. 変わるのは磨きかただけではありません
患者さんの健康感や人生観まで変わる、それがブラッシング指導です

３週間後来院時
（３回目指導日）

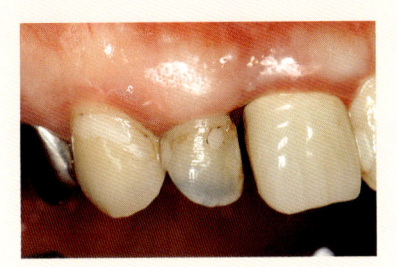

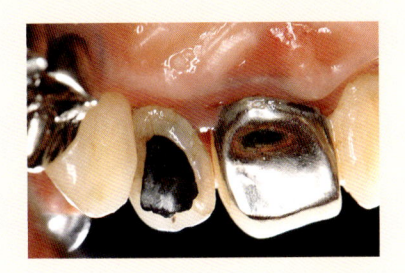

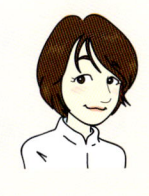

初診来院から３週間が経ちました。歯間もすっきりとよくなりました。Hさん自身「違和感がなくなった」とブラッシングの効果を感じています。
継続して磨いていくとともに、臼歯部などへ指導を広げていきました。
歯科医院に少しずつ慣れてきたのか、家族のことやペットのことなども話に出るようになり、朗らかな雰囲気で会話がはずむようになりました。

初診来院時　　　　　　　　　　　　　　　半年後来院時

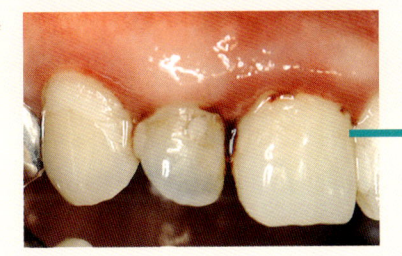

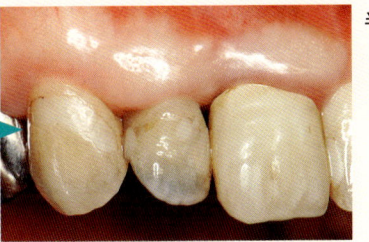

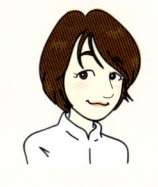

初診来院から半年が経ちました。不適合補綴物の影響も大きくまだまだ改善の余地はありますが、Hさんには積極的に磨く姿勢が身につき、食生活にも注意するようになりました。その後私は退職し担当は変わりましたが、初診から10年以上経過した現在も定期的に受診し、主訴であった<u>1</u>は今も維持されています。

　ブラッシング指導の醍醐味は、患者さんが磨きかたを身につけたり、歯肉がよくなることだけではありません。患者さんの健康に対する「姿勢」や「意欲」が変わっていくのです。ブラッシング指導は、その人の人生を変える力もあるんです。

　ちょっと大げさすぎる？　ではHさんの初診時を思い出してみましょう。Hさんは出血や動揺に悩み、不安がいっぱいで来院しましたね。「歯を抜きたくない」という意志を持っていましたが、「歯ブラシを当てると痛いし、出血するのは怖いし……」と、磨くことにためらいを持っていました。そんなHさんが、磨けばよくなる体験をして、「自分の力でもっと歯肉をよくしたい」という積極的な姿勢に変わっていったのです。

　Hさんは歯周治療が終了したのちも、定期健診に通い続けています。食事にも気をつけているそうです。「もう悪くしたくない」という意志が、「健康に過ごしたい」という意欲になっていった証拠です。目の前の現実にうろたえ立ちすくんでいたり、どうにもならないとあきらめていた患者さんが、自分の意志と意欲で健康を獲得していくとともに、朗らかで前向きな自分をとりもどす姿は感動的です。

　こんなふうに１人の患者さんと、時には10年以上にもわたってかかわりながら患者さんも自分も成長していくことができるのですから、歯科衛生士はとてもすてきな職業ですよね。

　私たちは、これこそが『対人援助職』である歯科衛生士の醍醐味だと感じています。患者さんと喜びを分かち合い、歯科衛生士を楽しみましょうね。

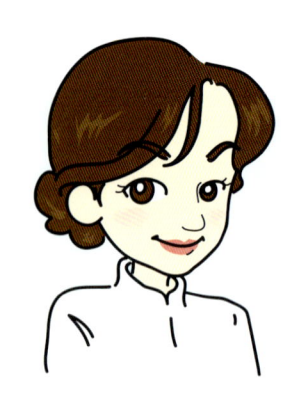

おつかれさまでした！

　6日間の講義、いよいよ終了です。本当におつかれさまでした。「みる力」、「きく力」、「はなす力」がブラッシング指導にとってどれほど大切か、感じ取っていただけたでしょうか。

　私たちは感受性を高め、患者さんの言葉や態度から、患者さんの心情を感じとらなければなりません。できることならビデオに撮ったり、録音をしたりしてふり返ると、とてもよい勉強になります（もちろん患者さんの了解は必要ですよ）。なぜなら、人の言動というのは口腔内のように写真に撮っておくことができず、また誤解や聞き間違いが日常的に起きているからです。

　まだまだ人としては未熟な歯科衛生士ができることは、患者さんとの時間を大切にし、患者さんの言動1つ1つを真剣に受け止め、患者さんの気持ちを感じること、理解しようとすることです。患者さんに積極的で肯定的な関心を持ち、よく知ろうと努めることが、患者さんとの関係を近くする第一歩です。

　『意欲』というものは外から与えられるものでなく、その人のなかにあるものです。患者さんにも私たちにも、『学びたい』『成長したい』という根本的な欲求があります。人間であれば誰しもが持っている、『よりよく生きたい』『健康で過ごしたい』という意欲をいかに引き出すかが、患者指導の根幹になります。そのためには、自分たちも豊かな感受性や人間性を持つことが大切です。

　私たちがイキイキと毎日を送り、歯科衛生士という職業を楽しむことができたとき、患者さんとの関係もまたイキイキとしてくるのではないでしょうか。

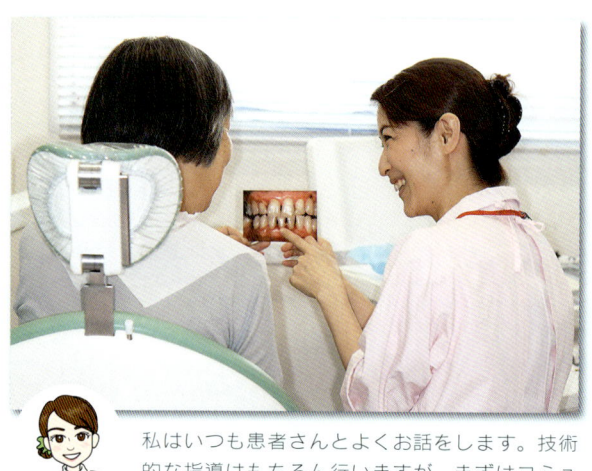

私はいつも患者さんとよくお話をします。技術的な指導はもちろん行いますが、まずはコミュニケーション！　信頼関係を築くことが患者さんの健康につながると日々感じています。

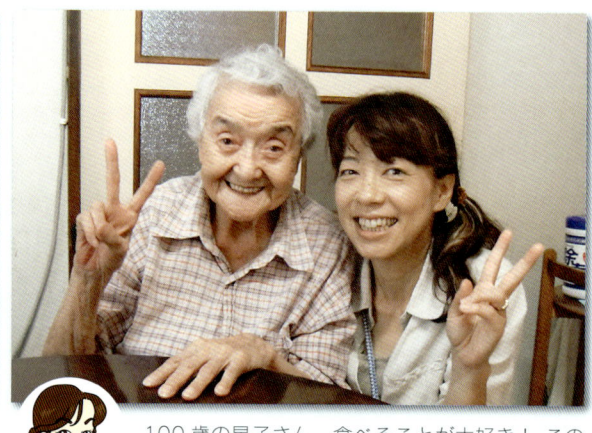

100歳の星子さん。食べることが大好き！　この日「最近、ようやく食べることがこんなに身体が喜ぶことだってわかったの」とおっしゃっていました。いつまでも元気に楽しく口から食べることは、私の理想・願いです。

6日間の講義受講、おつかれさまでした

　最後まで読んでくださり、ありがとうございます。
　本書は、『プラークを除去するためには、歯ブラシの1本1本の毛先がどのように歯面に当たるのが効果的か』という細かな基本中の基本から始まり、『人間力』という心理も含めた人間全体の話まで、かなり内容に幅があります。6日間の講義形式にまとめていますが、実際に6日間でこの内容のすべてを理解して身につけることができるとは考えていません。毛先の使いかた1つとっても、理解して実際にやり続けることで、次々とさらに深い理解につながっていくと私たちは感じています。また人間力は、1人1人の患者さんに真剣に向き合っていくことでどんどん成長するでしょう。時間をかけて、自分なりの毛先磨きの理解、そして人間力の向上につなげていってほしいと願っています。

＊　＊　＊　＊

　自分の健康は自分で守っていく——これは本書に何度か出てきたフレーズです。このように考える患者さんが数多く育った暁には、世のなかの病人の数が少なくなるはずです。しかし現状は、進歩を重ねた医学、高度な医療機器をもってしても、病気が問題でない幸せな社会の実現は夢物語になっています。日本の医療費も年々増加していくばかり……。この局面を変えていくには、結局1人1人の患者さんに『自分の健康を守る大切さ』を地道に伝えていくしかないのだと考えています。とても大変なことと思われることでしょう。でも私たちはけっして悲観していません。なぜならブラッシング指導は、それができる力を秘めているからです。ブラッシング指導に真摯に取り組み、健康の大切さを伝えることができれば、日本の医療費でさえ減らしていくこともできるでしょう。目の前の患者さんの健康を守る・取り戻すことを真剣に考えていくことで社会全体に貢献できるなんて、すばらしいことです。歯科衛生士の可能性は、計り知れないものがあります。
　今回、一緒に本書に取り組んだ歯科衛生士の面々は、とてもすてきな人たちばかりです。歯科衛生士としてはもちろん、1人の人間として尊敬できる人たちが集まりました。彼女たちから湧き出る魅力は、真剣に日々の仕事に取り組んでいることはもとより、つねに患者さんの気持ちを大切にして今まで過ごしてきた"たまもの"ではないかと感じています。
　読者の皆さんも、自信を持って日々の仕事に真剣に取り組んで、魅力ある輝ける歯科衛生士になれるよう、心から願っています。

野中哲雄

プラークコントロール

皆さんもぜひ読んでみよう！
参考文献・書籍紹介

新しい歯のみがき方シリーズ
ずっとずっと自分の歯

丸森英史・武内博朗／少年写真新聞社

児童向けにわかりやすく書いてありますが、実は内容は濃く奥深いです。歯磨きの工夫や食生活の大切さに気がつくきっかけになるおすすめ本です。

行動の変容をめざしたこれからの歯科保健指導

丸森賢二・石井直美（編著）／医歯薬出版

文面から伝わる指導者の熱意、写真から伝わるそれを受けた子どもたちの輝き。健康教育とは何か？　幅広い層への実践報告の数々から指導の本質を考えさせられます。

食事が変わる・歯肉が変わる
―歯科臨床における食事指導―

丸森英史・鈴木和子（編）／医歯薬出版

現代における乱れた食生活……いまや歯科での食事指導は必要不可欠。生活習慣病予備軍を口腔内のようすから見つけ、変えてゆくための術が載っています。必見です！

子どもの歯の健康（1～5）

鈴木祐司・鈴木和子・丸森英史ほか／医歯薬出版

赤ちゃんの歯・おやつ・6歳臼歯……大切な内容が5冊にギュッと凝縮されています。指導にもこの本を使っていますが、大切なことは普遍なんだと実感させられます。

別冊歯科衛生士
ヘルスケアの担い手としての歯科衛生士

雨宮ひろみ・山本静ほか／クインテッセンス出版

矯正患者へのブラッシング指導を多くの症例でまとめた山本静の一編を収録。毛先磨きの伝えかた、治療をスムーズに進めるための指導のシステムを紹介しています。

食生活と身体の退化　―先住民の伝統食と近代食　その身体への驚くべき影響―

W.A.Price（著）・片山恒夫（訳）／農文協

世界各地を取材し、伝統的な生活に近代化の波が押し寄せている現状と、それに伴う食事や口腔・身体の変化を記録した名著。「退化」という言葉に改めて考えさせられます。

柴田浩美の摂食の基本と
口腔のリハビリテーションブラッシング

柴田浩美／医歯薬出版

ブラッシングが単なるプラーク除去だけでなく、歯ブラシを用いて口腔機能のリハビリテーションになることを紹介しています。これからの時代に必須の1冊です。

人を知る　私を知る
―患者ひとりひとりのケアのために―

吉田 哲／看護の科学社

傾聴や共感的理解について具体的事例を通してやさしく書いています。人を知るためにはまず自分自身の聴きかたや考えかたの癖を知ることが先決と気づかされます。

この気もち伝えたい

伊藤守／ディスカバー21

コミュニケーションについて、かわいいイラストとともに、わかりやすくやさしく書いてあります。自分のコミュニケーションを振り返るにはとてもいい本です。

気分爽快！身体革命　―だれもが身体のプロフェッショナルになれる！―

伊藤昇／BABジャパン

仕事をしていくうえで、健康な身体は大切です。ちょっとした体操で肩や腰などが楽になる自分の身体のケアとともに、人の身体の不思議に少し近づける本です。

謝辞

本書を執筆するにあたり、下記の皆様には多くのご指導・ご協力を賜りました（50音順）。

今村歯科医院・今村嘉男先生、今村智之先生、スタッフの皆様
　本書の表現方法、構成、掲載する写真・症例などについて、アドバイスを頂戴しました。

神奈川県立こども医療センター・スタッフの皆様
　著者の世川が勤務している病院です。現場での写真撮影や資料の貸し出しなど、ご協力いただきました。

神奈川歯科大学附属横浜クリニック・スタッフの皆様
　著者の渡部が勤務している病院です。現場での写真撮影や資料の貸し出しなど、ご協力いただきました。

株式会社ジーシー・スタッフの皆様
　本書で使用している歯ブラシや染色剤などの機材のご協力をいただきました。

鈴木歯科医院・鈴木祐司先生、鈴木和子先生、スタッフの皆様
　著者の磯崎が勤務している歯科医院です。院内での撮影、症例や資料の貸し出しにご協力いただいたほか、症例提示のしかた、表現方法など多くのアドバイスを頂戴しました。

タケスエ歯科医院・武居秀昭先生、武居純先生、スタッフの皆様
　著者の橘田、世川、渡部がかつて勤務していた歯科医院です。当時、筆者らが指導した症例を快く貸してくださったほか、本書の構成、内容について多くのアドバイスを頂戴しました。

丸森歯科医院・丸森英史先生、スタッフの皆様
　本書の表現方法、全体構成など多面的なアドバイスを頂戴しました。

横浜臨床座談会のメンバーならびに諸先輩方
　本書で解説している基本コンセプトの毛先磨きを考案されたグループです。歯科医療に対する姿勢、医療コンセプトなど、長年にわたりご指導いただいています。

故 丸森賢二先生
　横浜歯科臨床座談会元代表。著者全員が薫陶を受けた偉大な歯科医師です。生前はもとより、亡くなられた今でもその臨床に対する姿勢を学ばせていただいています。

その他、多くの皆様のご協力と応援のもと、本書をまとめることができました。
ここに心から御礼申し上げます。

クインテッセンス出版の書籍・雑誌は、歯学書専用通販サイト『歯学書.COM』にてご購入いただけます。

PCからのアクセスは…
歯学書 検索

携帯電話からのアクセスは…
QRコードからモバイルサイトへ

QUINTESSENCE PUBLISHING 日本

歯科衛生士臨床のための Quint Study Club
プロフェッショナルケア編②
6日間で極める！ 磨ける・伝わるブラッシング指導

2012年1月10日　第1版第1刷発行
2019年5月30日　第1版第4刷発行

著　者　橘田康子 / 山本　静 / 磯崎亜希子
　　　　世川晶子 / 渡部亜記 / 野中哲雄

発 行 人　北峯康充

発 行 所　クインテッセンス出版株式会社
　　　　　東京都文京区本郷3丁目2番6号　〒113-0033
　　　　　クイントハウスビル　電話(03)5842-2270(代表)
　　　　　　　　　　　　　　　　(03)5842-2272(営業部)
　　　　　　　　　　　　　　　　(03)5842-2279(編集部)
　　　　　web page address　https://www.quint-j.co.jp/

印刷・製本　サン美術印刷株式会社

©2012　クインテッセンス出版株式会社　　禁無断転載・複写
Printed in Japan　　　　　　　　　　　　落丁本・乱丁本はお取り替えします
ISBN978-4-7812-0239-6　C3047　　　　　定価は表紙に表示してあります